金志刚 徐明灶

主编

唾液，
人体健康的镜子

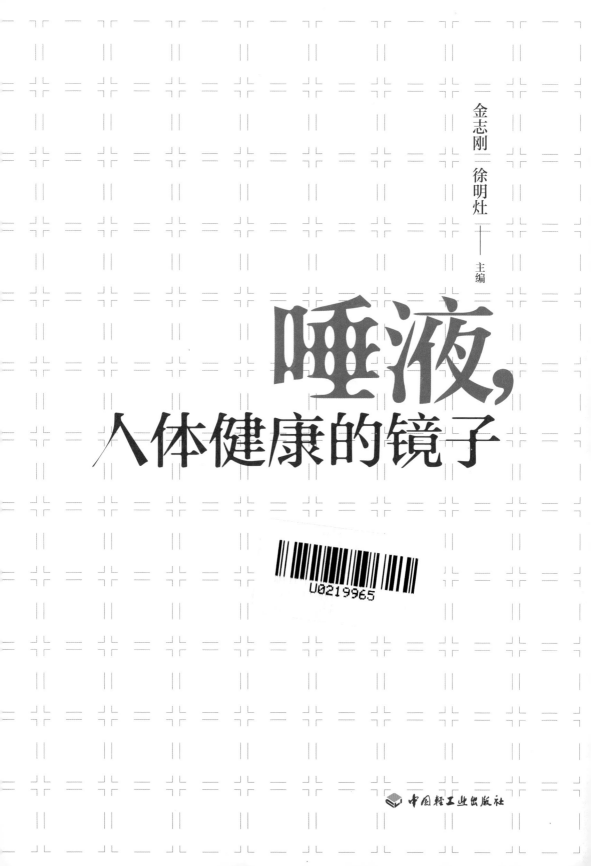

U0219965

中国轻工业出版社

图书在版编目（CIP）数据

唾液，人体健康的镜子 / 金志刚，徐明灶主编. —
北京：中国轻工业出版社，2024.1
ISBN 978-7-5184-4600-1

Ⅰ. ①唾… Ⅱ. ①金… ②徐… Ⅲ. ①人体—唾
液腺 Ⅳ. ① R333.1

中国国家版本馆 CIP 数据核字（2023）第 215094 号

责任编辑：罗晓航

策划编辑：伊双双　罗晓航　　责任终审：劳国强　　封面设计：伍毓泉
版式设计：锋尚设计　　　　　责任校对：晋　洁　　责任监印：张京华

出版发行：中国轻工业出版社（北京鲁谷东街5号，邮编：100040）

印　　刷：艺堂印刷（天津）有限公司

经　　销：各地新华书店

版　　次：2024年1月第1版第1次印刷

开　　本：710×1000　1/16　印张：10

字　　数：100千字

书　　号：ISBN 978-7-5184-4600-1　定价：70.00元

邮购电话：010-85119873

发行电话：010-85119832　010-85119912

网　　址：http://www.chlip.com.cn

Email：club@chlip.com.cn

如发现图书残缺请与我社邮购联系调换

220415K7X101ZBW

本书编写人员

（按姓氏拼音排序）

主　编　金志刚　徐明灶

参　编　陈泓序　党永芳　姜子玮

　　　　金博星　李晨辉　钱旭波

　　　　夏恩助　余铭恩　赵铁军

前言

"清晨起来刷完牙之后，把一个唾液传感器粘到牙齿上，这个像纸一样薄的小东西就会通过检测你的唾液，判断你是否患上肺癌、流感等各种疾病。这个唾液传感器中植入了很多特别的抗体，它们可以通过感知唾液中的分子异常而探测到早期疾病的信号。"这是美国加利福尼亚州桑迪亚国家实验室的阿纳普·辛格在2006年《2030年：通过唾液自动诊断疾病》一文中憧憬的场景，而这个场景也正逐渐由当时的梦想变为当下的现实。

口腔健康与人体健康息息相关。1965年世界卫生组织（WHO）指出，口腔健康的定义可概括为：牙、牙周组织、口腔临近部位及颌面部等均无组织结构与功能性异常，具体包括无口腔颌面部慢性疼痛、口腔溃疡、口咽癌、牙周（牙龈）疾病、龋病、牙齿丧失等口腔疾病和功能紊乱。1981年WHO制定的口腔健康标准是：牙齿清洁、无疼痛感、无龋洞、牙龈色泽正常、无出血等现象。

早在20世纪90年代，WHO就已经将口腔健康提上讨论日程，并将1994年的"世界卫生日"主题定为口腔健康。在那一年里，口腔健康成为WHO、其他国际和各国口腔专业组织与专业人员以及各国人民普遍关注的健康焦点。2007年，WHO再次提出口腔疾病是一个严重的公共卫生问题，需要给予充分的重视和积极防治。1989年，我国卫生部、国家教育委员会联合签署，确定每年的9月20日为"全国爱牙日"。上述行动都充分说明了口腔健康对于人类健康的重要性。

事实上，口腔亚健康已成为身体亚健康的重要表现之一。然而一直以来，口腔健康的重要性还是被人们远远低估了。现代人对口腔溃疡、牙龈出血、慢性咽炎等口腔疾病及其前期症状往往不太重视。口腔健康的被低估，一是体现在口腔健康对人体健康的重要性被低估。通常意义上讲，口腔疾病的致死致残率不高，甚至民间有"牙疼不是病"一说。但是，口腔疾病的发病率极高，口腔感染的病原微生物及其毒素和代谢物还可以借由出血或损伤的牙龈进入血液系统，并感染至全身器官，造成系统性疾病。二是体现在口腔对口腔以外的系统性疾病和机体健康的指示和预警作用被低估，特别是口腔唾液在现代医学诊断中的重要作用，及其较传统检测方法在很多方面具有明显的优势。

唾液在古代被称为"金津玉液"，《本草纲目》记载唾液是味中药，具有"灌溉脏腑，润津肢体，祛病延年"功效，可见口腔唾液对人体健康的重要性。《本草纲目》同时还记载："人有病，则心肾不交，肾水不上，故津液干而真气耗也"，可见唾液的成分和分泌速度还可指示人体疾病。因此，"唾液不仅维持系统健康，还能反映系统性疾病"（引自美国牙科医生菲利普·普雷肖）。

美国知名作家丹·皮尔斯说过："镜子有三种功能：它可以告知你的现在、过去和将来。"那么，唾液作为反

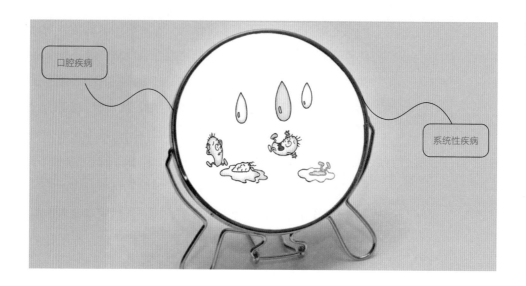

映人体健康的镜子，不仅可以告知你现在的身体机能、健康和疾病状况；也如同你的病历卡，可以告知你的既往病史（如通过检测细菌或病毒的抗体判定是否既往感染过）；而且还能预示你将来患上某些口腔疾病和系统性疾病的风险指数。听起来似乎有些玄乎？或许，认真看完本书，你会有进一步的了解。

　　鉴于口腔健康在维持人体健康、口腔唾液在反映人体健康中的重要作用，采取合适的口腔保健措施不仅可以大

唾液不仅维持口腔和机体健康（如抗菌作用），还能反映口腔和机体疾病（如同人体健康的镜子）

大降低口腔常见病、多发病的发病率，还可以提高个体的总体健康水平，预防或延缓系统性疾病的发生。我们希望可以提高大家对口腔健康的关注和重视，平时注重维护口腔健康，注重口腔疾病的防范，养成良好的口腔卫生习惯，注重利用唾液及时了解个人健康状况，从而远离口腔亚健康和口腔疾病，提高口腔、总体健康水平及生活质量。

而这，也是本书的初衷。

金志刚

2023年10月9日

目录

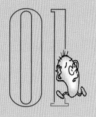
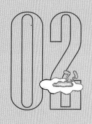
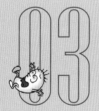

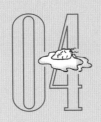
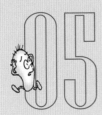

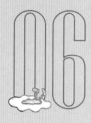
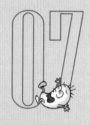

唾液的成分
与功能

津既咽下，在心化血，在肝明目，在脾养神，在肺助气，
在肾生精，自然百骸调畅，诸病不生。

——（明）龚居中《红炉点雪》

唾液的来源与成分

唾液的来源

人体唾液由多种液体混合而成，主要包括口腔内三对大唾液腺（下颌下腺、腮腺、舌下腺）的分泌液（见下页图）。在未受刺激状态下，约63%的唾液腺分泌液由下颌下腺（Submandibular gland）分泌，约22.5%由腮腺（Parotids）分泌，约4.5%由舌下腺（Sublingual gland）分泌，另外约10%由散布于口腔黏膜（如唇腺、颊腺、腭腺和舌腺）的小唾液腺分泌。唾液分泌有一定的节律，夜间停止分泌，清晨较少，下午4—6时达到高峰。成年人每天的唾液分泌量为1.0~1.5升，相当于两大瓶啤酒的量。几乎全部唾液都被吞咽下去，经胃肠道被重吸收。如同呼吸，大部分情况下唾液的吞咽都是无意识进行的。在24小时内，一个人的唾液吞咽次数大约为580次。说话和咀嚼

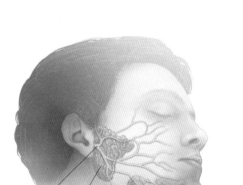

面神经　腮腺　舌下腺　下颌下腺

人体口腔中负责分泌
唾液的三对大唾液腺

时唾液分泌增多，唾液吞咽也更频繁。正常情况下，一个
成年人进餐10分钟大约要吞咽50次。

　　唾液腺的唾液分泌主要受神经调节，包括受外界刺激
引起的条件反射调节和受自身系统的非条件反射调节。人
们在进食时，食物的颜色、形状、气味以及进食环境，都
能形成条件反射，引起唾液分泌。"望梅止渴"就是日常
生活中条件反射性唾液分泌的一个例子。支配唾液腺的传
出神经有交感神经和副交感神经，其中唾液的分泌量主要
受副交感神经调节。当刺激经传出神经传导后，副交感神
经末梢的神经会受到刺激，产生乙酰胆碱，乙酰胆碱作为
一种神经递质，会作用于唾液腺使其分泌大量的唾液。由
于副交感神经促进唾液腺分泌的作用是通过其末梢释放乙

酰胆碱而实现的，对抗乙酰胆碱的药物（如阿托品、东莨菪碱）能抑制唾液分泌，而乙酰胆碱及其类似物（如毛果芸香碱）则促进唾液分泌。交感神经对唾液分泌的调节作用主要体现在通过神经肽和去甲肾上腺素等信号分子引起一系列反应，最终改变唾液中的蛋白质组成。

除了来自唾液腺的分泌液，唾液还混有少量龈沟液（Gingival crevicular fluid）或口腔黏膜渗出液（Oral mucosal transudate），包括血液中经被动运输、主动运输和胞外超渗透等方式转运或渗漏过来的物质（如激素、生长因子、免疫球蛋白和酶等）。龈沟液主要是由齿龈缘和颊黏膜毛细血管中的血浆渗透进入口腔产生的，因此含有和血浆中一致的免疫球蛋白（主要类型是IgA、IgG和IgM）以及其他血浆成分。血液中约70%的蛋白质在唾液中都能检测到，这也是唾液可以用来代替血液对某些系统性疾病进行诊断的生理基础。

唾液也含有少量细胞，主要包括脱落的口腔黏膜上皮细胞和血液来源的白细胞。唾液检测中所需的遗传物质脱氧核糖核酸（DNA）即来源于这些细胞，这也是唾液可以用来代替血液进行染色体分析和基因检测的生理基础。唾液中的核糖核酸（RNA）和大部分非分泌蛋白质（如组蛋白）也来源于这些细胞。

此外，唾液并不是无菌的，唾液中还含有感染口腔的各种病原微生物（如细菌、真菌和病毒等）和益生菌及其代谢物。此处，唾液也含有少量食物残渣。下页图概括了唾液的各种来源。

唾液的成分

99.4%的人体唾液成分是水，构成其余0.6%的成分主要包括：

（1）电解质　包括钠离子、氯离子和碳酸氢根离子，其功能是作为缓冲液调节唾液的pH，使之保持在7.0左右，从而避免细菌代谢物导致唾液偏酸性。

（2）多种蛋白质　包括α-淀粉酶、血清清蛋白、免疫球蛋白（主要类型是分泌型IgA、IgG和IgM）、溶菌酶、乳铁蛋白和黏蛋白等。下页表中总结了唾液中含有的主要蛋白质及其主要功能，大多数蛋白质都参与机体防御，负

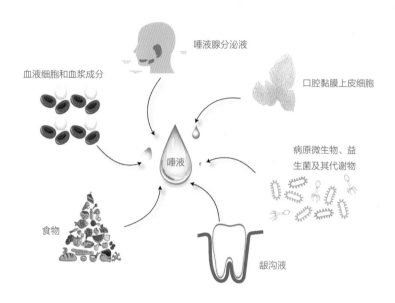

人体唾液中的来源

责抵抗或中和侵入口腔的细菌、真菌和病毒等微生物，从而在口腔中筑起机体防御的防线。

（3）人体细胞、微生物及其代谢物　唾液中含有从口腔黏膜脱落的黏膜上皮细胞，以及由血液经过黏膜进入唾液的白细胞（正常2～136000个细胞/毫升唾液，但有口腔炎症时可高达1.1×10^{6}个细胞/毫升唾液），这些细胞也是利用唾液获得DNA的主要来源。同时，唾液中含有定居于口腔、从口咽下行而来或从肺部上行而来（通过气管壁纤毛摆动而被清除）的各种微生物。此外，唾液中还含

有口腔黏膜和唾液腺的代谢物、血液渗透过黏膜的代谢物
以及口腔微生物的代谢物。

人体唾液含有的主要蛋白质及其主要功能

唾液中主要蛋白质	主要功能
α- 淀粉酶	消化多糖（淀粉和糖原）
血清清蛋白	维持渗透压
免疫球蛋白 IgA（分泌型）	机体防御 （特异性免疫，针对各种微生物）
免疫球蛋白 IgG	机体防御 （特异性免疫，针对各种微生物）
免疫球蛋白 IgM	机体防御 （特异性免疫，针对各种微生物）
黏蛋白	润滑口腔，溶解食物，机体防御 （非特异性免疫）
溶菌酶	机体防御 （非特异性免疫，主要针对细菌）
乳铁蛋白	机体防御 （非特异性免疫，主要针对细菌）
乳过氧化物酶	机体防御 （非特异性免疫，主要针对细菌）
凝集素	机体防御 （特异性和非特异性免疫，主要针对细菌）
富组蛋白	机体防御 （非特异性免疫，主要针对细菌和真菌）
半胱氨酸蛋白酶抑制剂	机体防御 （非特异性免疫，主要针对细菌和病毒）

唾液的功能

明代医学家龚居中在其著作《红炉点雪》中曾谈到人体唾液的功效:"津既咽下,在心化血,在肝明目,在脾养神,在肺助气,在肾生精,自然百骸调畅,诸病不生。"现在看来虽然略有夸张的笔法在里面,但也点出了唾液对维持人体健康的重要性。

唾液对于维持口腔和身体正常生理功能及其健康的重要作用可以概括如下:

(1)冲洗作用 唾液可以持续冲洗掉口腔里的食物残渣,从而保持口腔的清洁卫生,并保护口腔黏膜、牙齿,辅助味觉。

(2)防御作用 唾液中的多种蛋白质可以对口腔中的病原微生物进行甄别和选择性杀灭,减少口腔内各种疾病和感染的发生。此外,唾液还可以参与抗体的大循环[1]。

---

[1] 抗体的大循环:即抗体在血液和唾液之间循环——编者注。

（3）止血作用　唾液能促进血液凝固，口内外伤或拔牙后引起出血时，许多人没有使用药物，将嘴闭住，血就被止住了，就是唾液帮助止血的。

（4）愈合作用　唾液中的表皮生长因子和神经生长因子等可以促进伤口愈合，使创伤或烧伤的皮肤尽快愈合。

（5）润滑作用　唾液中含有黏蛋白，可使口腔润滑、柔软；同时，还能调和、润湿食物，使食物溶解，形成食团，便于吞咽和进一步在胃肠道消化。

（6）消化作用　唾液中含有大量淀粉酶，能把淀粉水解为麦芽糖，使食物易被胃肠道吸收；唾液中含有的舌脂酶可以协助消化脂肪。

（7）排泄作用　如同尿液和汗液，唾液也具有排泄功能，如体内碘化钾、铅、汞、狂犬病病毒、脊髓灰质炎病毒、艾滋病病毒和新型冠状病毒等可经唾液排出，但也会造成病毒传播。在新型冠状病毒肺炎疫情蔓延期间，唾液传播是新型冠状病毒在人与人之间传播的重要途径之一。

需要指出的是，因个体差异（如年老、疾病或口腔感染），唾液的成分和功能也不一样，某些人群唾液抗菌、抗病毒的防御作用可能较弱，或可能含有感染口腔的细菌。因此，不同人群口腔中唾液的止血和伤口愈合效果可能也会不一样，甚至反而引发细菌感染。当出现身体创伤时，建议应该首先考虑使用常规医学方法来消炎止血和促进伤口愈合。

这里我们重点关注的是唾液的抗菌防御作用。俗话说"病从口入"，口腔持续暴露于外界环境，空气、灰尘和食物等时刻携带着病原微生物进入口腔，那么口腔是如何应付病原微生物的不断侵袭，并防止它们对口腔和机体造成伤害呢？

"细嚼慢咽"是我们时常提及的养生之道。其实，"细嚼慢咽"除了帮助食物消化、减轻肠胃负担，另一功能是刺激分泌更多的唾液，因其中富含的溶菌酶、乳铁蛋白和免疫球蛋白可以帮助口腔和机体增强免疫力。而因辐射、精神压力、某些药物和失眠等因素导致唾液分泌量的减少，口腔的抗菌能力就会减弱，可能会引起细菌的异常繁殖，从而导致细菌感染以及牙齿和牙龈的逐渐腐蚀。

唾液在口腔抗感染方面发挥了重要作用。人体有三道防线来层层抵御病原微生物的攻击和突破。第一道防线由皮肤和黏膜（如肠黏膜和口腔黏膜）及其分泌物构成，第二道防线由体液中的杀菌物质（如溶菌酶、乳铁蛋白等）和吞噬细胞构成，这两道防线为先天性免疫（又称非特异性免疫）；而第三道防线主要由免疫器官和免疫细胞构

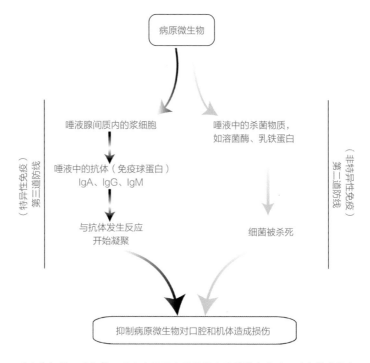

唾液筑起第二道和第三道免疫防线来层层阻止病原微生物对口腔和机体健康的危害

成，为获得性免疫（又称特异性免疫）。如上页图所示，唾液中的溶菌酶、乳铁蛋白、乳过氧化物酶和黏蛋白等在口腔内筑起第二道防线，起到非特异性免疫防御作用。其特点是并不针对某一种特定的病原微生物，而是对各种病原微生物都有效。与此同时，唾液中的免疫球蛋白（主要类型是IgA、IgG和IgM）在口腔内筑起第三道防线，起到特异性免疫防御作用。其特点是可以特异性地甄别某一特定的病原微生物，并通过免疫反应将其扼杀。因此，唾液在口腔筑起了第二道和第三道防线，综合先天性免疫和获得性免疫来阻止病原微生物的繁殖和积累，从而保护口腔和机体的健康。

由此可见，唾液之所以具有维持口腔和身体正常生理功能及健康的多重功效，其本质是唾液中含有的各种成分在发挥作用。

"唾液不仅维持系统健康，还能反映系统性疾病"（引自美国牙科医生菲利普·普雷肖）。近年来，不少研究利用唾液中的生物活性成分（如DNA、RNA和蛋白质），正逐渐打开一扇门，即替代血液进行无创采集和医学检测，而这正是本书接下来的主要关注点。

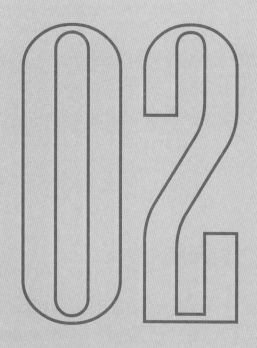

基于唾液的基因检测
和个人健康管理

唾液是从人体获得细胞的一种很好的非侵入性方法。

——伊丽莎白·布莱克本（2009 年诺贝尔生理学或医学奖获得者）

唾液检测的优势

唾液能取代血液进行DNA采集和分析吗？"长期以来，血液一直作为稳定、可信赖的遗传物质来源，且适合各项测试和研究。然而血液采集方式无法避免诸多弊端，包括耗时长、花费大以及对受试者的伤害。因此，找到一种可以比拟血液的遗传物质来源，如唾液，不仅花费小、更稳定，而且能减少对受试者的伤害，这将对医学检测做出巨大贡献。"基因芯片商业巨头Affymetrix在比较了唾液和血液两种来源DNA的基因型分析结果后这样说。英国剑桥大学研究人员的实验结果同样显示，由唾液中脱落的黏膜上皮细胞提取的基因组DNA与从血液中血细胞提取的基因组DNA序列一致，在进行高通量基因型鉴定时结果可靠。并且与传统的通过抽血提取DNA相比，采集唾液提取DNA对受试者和医护人员双方来说都非常便利，也减少了受试者被病原体感染的风险。

如前所述，唾液由口腔腺体分泌产生，具有清洁和保护口腔、抗菌、消化等多种功能。人类唾液成分复杂，主要成分是水（约占99.4%），还包括电解质、蛋白质、人体细胞和微生物及其DNA、RNA和代谢物，蕴含着与血液相似的反映机体生理、病理状态的生物学信息。唾液基因组主要包括人体及口腔微生物的DNA，口腔中脱落的黏膜上皮细胞和血液来源的白细胞是唾液中人体DNA的主要来源。在唾液DNA中，人类DNA约占70%（其余为微生物DNA），唾液DNA总质量为1.8～128.4毫克/升，平均为21.6毫克/升。与血液、尿液的DNA相比，唾液DNA的质量和产量较为优质。研究发现，72%～96%的唾液样本可进行基因型分析，84%的基因可被扩增，67%的基因可被测序。唾液DNA有一定稳定性，储存时间相对较长，且与血液基因组DNA的基因分型结果完全一致。随着唾液检测技术的快速发展，唾液有望作为理想的血液替代品用于疾病的筛查。

科学家伊丽莎白·布莱克本因发现端粒[1]和端粒酶对

---

[1] 什么是端粒呢？我们的遗传物质DNA大都贮存在细胞的染色体中，染色体就像一根长长的绳子。在绳子的两头，各有一段"保护装置"来确保细胞内的遗传物质能够稳定完整地存在，这种保护装置就是端粒。端粒的缩短被认为是细胞衰老的生物学标记。——编者注

染色体的保护作用而获得2009年诺贝尔生理学或医学奖。在2011年《科学美国人》(美国流行科普杂志) 对她的一次采访中问到，"起初你是利用白细胞来检测端粒长度的，为什么后来你开始利用唾液中的细胞了呢?"伊丽莎白·布莱克本回答道:"唾液是从人体获得细胞的一种很好的非侵入性方法。当你使用不同类型的细胞时，比如结缔组织中的成纤维细胞，或是唾液中的上皮细胞，在同一个体中它们的相关性非常好。在某种细胞中的端粒状况，总体来说在其他细胞中也是一样。"在伊丽莎白·布莱克本参与的一项研究中，他们比较了传统的静脉抽血、指尖取血和唾液采集获取细胞三种不同方法来鉴定端粒长度，研究表明三种方法的结果高度吻合。

在2019年美国密歇根州立大学发表的一项研究中，研究人员招募了美国各地的250名实习医生，同时以84名美国密歇根大学新生作为对照。这些实习医生和大学新生在进入临床 / 学校前和一年后都分别提供了唾液DNA样本，研究者比较了他们这一年前后染色体端粒长度的变化。结果显示，在每周工作时间超过75小时的实习医生中，其端粒长度缩短的速度是正常人群的6倍。由于端粒的缩短预示着细胞的老化，该结果表明实习医生的工作压力加快了细胞的衰老。以上就是一例典型的利用唾液DNA进行染色体分析和基因检测的成功案例。

综上所述，与传统血液来源DNA的基因检测相比，利用唾液来源DNA的基因检测具有以下优势：

（1）非侵入性　无创采集，安全无痛，不会给受试者造成生理创伤和心理负担。

（2）无需专业操作　唾液取样简单，降低了操作者的技术门槛，无需专业医护人员操作，受试者可自行采集。

（3）无需专业设备　采集和保存都不需要特殊仪器、试剂和材料。

（4）适宜人群更广　适合取血困难的婴幼儿，适合患有恐血症和凝血障碍症（如血友病）的患者，适合静脉不明显人群（因特别瘦小，血管太细；或因特别肥胖，脂肪掩住了血管），适合失血过多或体虚却需频繁抽血化验的患者。

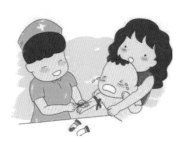

适合婴幼儿

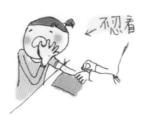

适合恐血症和凝血障碍症患者

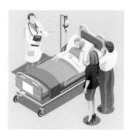

适合失血过多或体虚者

（5）降低费用　节省了专业操作和专业设备带来的高额成本。

（6）减少感染风险　对医护人员和受试者来说，都减少感染了血液传染疾病的风险；受试者还减少了伤口被病原体感染的风险。

（7）适合大规模疾病筛查和精准医疗　唾液取样的方便性和低廉的费用有利于进行基于基因检测的大规模疾病筛查，以及制定个性化的精准医疗方案（参见下文"唾液检测的应用"）。

（8）检测效果更佳　在某些检测项目中，相比其他体液（如血液、脑脊液和尿液等），唾液在检测效果上具

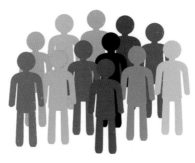

适合大规模疾病筛查

有显著优势（如狂犬病病毒的检测，参见下文"唾液检测的应用"）。

唾液检测的应用

基因突变（Gene mutation）是指基因组DNA分子发生的突然的、可遗传的变异现象。基因突变可能源于先天性遗传（发生于生殖细胞），也可能源于后天性获得（多发生于体细胞）。基因突变在自然界各物种中普遍存在，其中多数基因突变都是对机体自身有害的，会对机体产生不利的影响（被淘汰或死亡），但有极少数会使物种增强适应性。我们这里关心的是，人体很多疾病都与基因突变有关。譬如血友病（一种凝血功能出现障碍的持续出血疾病），就是因为第八、第九或第十一凝血因子发生基因突变，导致凝血因子不能正常发挥凝血功能。因此，根据受试者的基因突变检测结果，不仅可以预测将来的患病风险，而且能针对突变的基因及其位点，如表皮生长因子受体（EGFR）基因，指导医生根据该突变选择有效的靶向药物，并针对性地制定个性化治疗方案。

基于唾液的消费级基因检测

鉴于当前人们对自身身体状况和健康生活方式的重视，很多公司都提供了消费级个人基因组检测服务，包括美国的23andMe、Helix，我国的WeGene（微基因）、水母基因和23魔方，等等（见下页图）。为实现无创提取人体细胞，这些公司均采用人体唾液作为检测样本来收集细胞。公司通过高通量基因检测来解读个人的遗传密码，在基因组水平进行一次个人体检，评估个人健康状况和疾病风险，包括疾病风险评估、遗传病筛查、用药指导、膳食营养、个人特质、运动健身、肥胖风险、祖源分析和肠道菌群分析等，从而可以指导受试者获得更健康的生活方式，达到改善身体状况、预防疾病的作用。

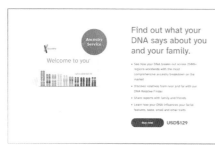

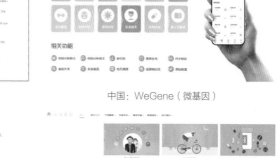

美国：23andMe　　　　　　　　　　　中国：WeGene（微基因）

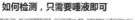

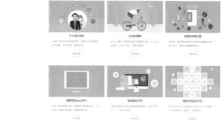

中国：23魔方　　　　　　　　　　　　中国：水母基因

利用唾液样本提供个人基因组检测与分析服务的一些国内外知名唾液检测公司

基于唾液的疾病相关基因检测

　　如同每个人的特征（如身高、体重和血型等）具有差异性，同一种疾病，如非小细胞肺癌（NSCLC），在不同个体中的病因也具有差异性。这种差异性体现在突变的基因不同，或是同一基因发生突变的位点不同。差异化的病因需要结合差异化的治疗方案，才能获得更好的治疗效果。因此，不同病因的疾病需要进行"精准"的个性化治疗，"精准医疗"（Precision medicine）也就应运而生。美国医学界在2011年首次提出了"精准医疗"的概念。精准医疗是一种将个人基因、环境与生活习惯差异考虑在内的疾病预防与处置的新一代诊疗技术。精准医疗最大的特点就是精准性，而保证精准性的手段之一就是通过基因测序找到和疾病相关的基因突变。基因测序需要提供受试者的DNA样本，对于很多肿瘤来说，其发生的体细胞突变不同于遗传突变，仅在癌变组织中发生基因突变，而在其他细胞（如唾液中的黏膜上皮细胞和白细胞）中的基因是正常的。因此，要获得肿瘤患者的基因突变信息往往需要通过手术切除肿瘤组织来获得样本。由于该方法创伤性太大，人们一直在寻找获取便捷、创伤性小的可替代样本。

循环肿瘤DNA（ctDNA）是指肿瘤细胞DNA脱落或当肿瘤细胞死亡后释放进入血液循环系统的DNA。ctDNA携带的基因信息与肿瘤组织携带的基因信息一致，因此利用ctDNA可以检测到肿瘤组织携带的基因突变。随着近年来相继在血液和唾液中发现ctDNA，一些研究已利用患者唾液的ctDNA成功检测到与肿瘤组织一致的基因突变。这项研究的意义在于使用患者的唾液，而不用使患者遭受手术切除之苦，即可以检测到发生于肿瘤组织的基因突变，从而制定最佳的个性化治疗方案。

　　一个经典的例子就是利用唾液检测*EGFR*基因突变。*EGFR*是非小细胞肺癌的常见突变基因，其突变位点通常发生在18、19、20和21号外显子上，其中19号外显子的非移码缺失突变约占药物敏感型突变的45%，21号外显子的L858R突变（第858位亮氨酸突变为精氨酸）占药物敏感型突变的40%～45%，20号外显子的T790M突变（第790位苏氨酸突变为甲硫氨酸）则是一个常见的耐药位点（约占耐药突变的50%）。*EGFR*基因突变位点的检测是指导非小细胞肺癌患者临床用药的依据，目前也比较成熟。2014年，美国加利福尼亚大学洛杉矶分校的科学家发明了利用非小细胞肺癌患者唾液的SABER检测法（Saliva-based EGFR mutation detection），即基于唾液的*EGFR*突变检测。利用该方法，他们成功鉴定了非小细胞肺癌患者*EGFR*基因的两种常见基因突变：19号外显子的基因缺失突变和21号外显子的L858R突变。

目前肿瘤的治愈率较低，主要原因在于早期肿瘤不易通过视诊发现，疾病得不到及时的诊断和治疗。研究发现，唾液则有望成为肿瘤早期诊断的重要样本。基于恶性肿瘤的发生、发展多数与特异性基因突变有关，通过检测血液、唾液和其他体液中的某些肿瘤特异性DNA标志物，可用于肿瘤的早期诊断，从而能够早诊断、早发现、早治疗，提高肿瘤患者的生存率和生存质量。

已有大量研究表明，口腔鳞状细胞癌患者的癌组织中存在抑癌基因*p53*的突变。在口腔鳞状细胞癌患者的唾液中也发现了*p53*基因突变，唾液中*p53*基因突变的检测与癌变组织内部的检测结果具有较好的一致性，可作为快速诊断口腔癌的可靠标志。另外，研究人员在对比口腔鳞状细胞癌患者与正常人唾液中的13个基因时发现，鳞状细胞癌患者唾液中有8个基因甲基化水平较正常人明显升高，它们作为联合指标时的灵敏度和特异性高于90%。这一结果进一步说明唾液中基因的甲基化可作为口腔癌筛查、诊断的生物标志物。

在头颈部癌症患者的癌组织和唾液中存在着线粒体DNA量增加的临床现象；切除肿瘤后，线粒体DNA量减少。对于口腔癌来说，利用患者唾液的肿瘤DNA检出率为100%，优于利用患者血液的肿瘤DNA检出率（80%）。对于其他部位肿瘤来说，利用患者唾液的肿瘤DNA检出率相对低一些，为47%～70%，低于利用患者血液的肿瘤DNA检出率（86%～100%）。上述结果提示，唾液中来自口腔的肿瘤DNA丰度高于血液，而来自其他部位的肿瘤DNA水平低于血液。因此，唾液肿瘤DNA有望成为检测口腔癌的理想标志物和其他部位肿瘤的潜在标志物。

如前所述，唾液含有口腔黏膜上皮细胞和白细胞。口腔作为胃肠道的入口，唾液中的细胞与胃肠道细胞在环境暴露方面具有相似性，如幽门螺旋杆菌主要存在于胃和口腔中。因此，唾液是肠道炎症性疾病研究中肠黏膜的理想替代品。另一方面，肠道炎症性疾病的发病机制与DNA甲基化有关，如炎症性肠病和溃疡性结肠炎，患有该类疾病的患者在肠道、结肠或直肠组织中的DNA甲基化谱有所改变。但需通过利用难以收集的肠黏膜组织来进行这些疾病的DNA甲基化诊断。研究表明，唾液有可能被用作侵入性肠黏膜的替代DNA来源，用于探究肠道炎症性疾病的DNA甲基化模式，并作为肠道炎症性疾病的早期诊断标记。

除了人体基因组DNA，唾液中约30%的DNA来源于微生物（如细菌和病毒），对唾液微生物DNA的鉴定则可以反映口腔及机体的感染情况。在胃溃疡和慢性胃炎中，幽门螺旋杆菌感染可通过检测唾液细菌DNA发现。除此之外，唾液在鉴定病毒DNA，如诊断HHV-6、HHV-7和HHV-8以及输血传播病毒等病毒感染时也具有中度或高度灵敏性。在一项关于狂犬病病例的研究中，研究人员分别从患者血液、脑脊液和唾液中提取狂犬病病毒的RNA，经反转录成cDNA，采用针对狂犬病病毒的L蛋白和N蛋白的基因进行聚合酶链式反应（PCR）扩增。令人意外的是，在血液和脑脊液中狂犬病病毒的检测结果为阴性，而唾液的检测结果呈阳性。虽是个例，但这种情况在实际工作中很常见，狂犬病患者的唾液样本也因此一直被视为狂犬病病毒核酸检测的最佳样品。

唾液组学

利用唾液DNA，除了进行单个基因检测，还可以在整个基因组水平开展基因组学（人体基因组和微生物基因组）和表观基因组学研究。唾液中含有脱落的口腔黏膜上皮细胞和血液来源的白细胞，可以提供RNA方便开展转录组学研究［信使RNA（mRNA）、小分子RNA（miRNA）和其他非编码RNA］，提供蛋白质（如组蛋白）方便开展蛋白质组学研究。唾液中还含有口腔内的各种病原微生物（如细菌、真菌和病毒等）和益生菌，有利于开展口腔微生物组学研究。唾液中含有的人体代谢物和微生物代谢物，还可以开展代谢组学研究。

美国加利福尼亚大学洛杉矶分校牙医学院的王大卫研究团队在2010年首次提出了唾液组学（Salivaomics）的概念，唾液组学涵盖了利用唾液在基因组水平开展的各种组学研究（见下页图）。该研究团队建立了专业唾液组学数据库（SKB），是目前唯一致力于唾液组学研究的网站，搜集了人类唾液生物学、药物蛋白质组学、药物基因组的大量数据。我们相信随着唾液组学研究的进一步拓展和深入，唾液组学必将为临床诊断和治疗提供新的思路、重要理论依据和实践指导。

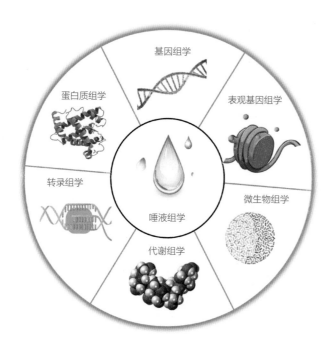

日渐兴起的唾液组学涵盖了基因组学、蛋白质组学、转录组学、表观基因组学、代谢组学和微生物组学各方面的研究

唾液与免疫力

免疫力

免疫力是人体健康的守护神。一直以来，人们对免疫

力的诠释似乎都是从抵抗疾病方面来认识，总以"这个人连感冒都不会发生"来证明其免疫力是优是劣。然而，这些年"连感冒都不会发生"的人群却可能是高血压、高血糖和高血脂，甚至是癌症的高危人群。另一方面，我们有时会看到一个平常病恹恹的人，其寿命却能熬过那些平常看上去挺健康的人。我们似乎应该对免疫力重新来理解，把以"抵抗力"推定为免疫力的片面认识，更正为针对机体本没有的体外异物（如细菌）的"预防力"和针对本不该有的体内异物（如癌细胞）的"清除力"。

每个人都有抵抗疾病发生的能力。我们经常听人说"我就不容易生病""我就不容易感冒""我就不容易被病原体传染""我就不容易患口腔溃疡""我就不容易拉肚子"……这些就是我们平常看不见的免疫力中抵抗疾病能力的表现。免疫力除了体现在对疾病的抵抗力和预防力方面，还体现在对病原体和癌细胞等潜在危害的监视、识别和清除能力方面。科学研究证明，健康人也有癌变细胞的产生，正是我们自身的免疫力监视功能，从而可以及时地发现异变癌变细胞并特异性地将其杀死、清除，最终免除了疾病发生，确保了机体健康。

新陈代谢是调节人体免疫力的一个重要因素，而免疫力的高低又影响着新陈代谢的正常或异常运转。人类生存需要不断获取营养，排出废弃物。当今社会物质丰富，而获取物质的同时，需要付出的劳动强度不足，或者长期处于不健康饮食、缺乏锻炼等不健康生活状态，使得高血压、高血糖和高血脂的"三高"人群以及处于疾病与健康过渡状态的亚健康人群猛增。

人体免疫力还应该具有自我清除功能，从而可以预防很多疾病的发生。如果免疫力低下导致自我清除功能出现障碍的话，就会导致亚健康甚至疾病的发生。譬如失眠，精神压力固然是失眠的常见因素，然而失眠也可能是自我免疫清除障碍造成的，如自身每天产生的代谢废物和代谢毒素（如活性氧）等不能及时顺畅排出体外。针对此类失眠症状的缓解可以考虑增加体内的免疫物质（如免疫球蛋白）或促进自我排泄（如大汗淋漓）。同样的道理，适当提高自我免疫清除功能可能是缓解"三高"的有效方法之一。

免疫球蛋白

免疫系统又是如何赋予我们抵抗力、预防力和清除力来守护机体健康的呢？根据针对病原微生物的特异性，人体的免疫可以分为先天性免疫和获得性免疫。先天性免疫（又称非特异性免疫）是在长期进化过程中形成，具有遗传特性，生来就有的功能免疫。先天性免疫本能地对细菌、病毒等外来物质具有排异和吞噬作用，它包括体表屏障、血-脑屏障、血-胎屏障、细胞吞噬以及人体正常体液和组织中的抗菌物质（如溶菌酶和乳铁蛋白等）。获得性免疫（又称特异性免疫）是通过后天感染抗原性异物或人工接种物（如疫苗和异物等）而使机体获得针对特异病原微生物的抵抗能力。哺乳类动物有特异的淋巴细胞分别介导体液免疫和细胞免疫。体液免疫的B淋巴细胞产生抗原相对应的抗体（其化学基础是免疫球蛋白），来达到保护生物体的免疫机制。而细胞免疫是以T淋巴细胞为核心的特异性免疫应答反应，T细胞靶向性识别病原微生物并通过释放细胞因子来清除体内病原微生物，从而使机体具有抗感染、抗肿瘤的防御能力。

免疫球蛋白是人体免疫系统的中坚力量。平常云里雾里的免疫力，很大程度上归功于人体自身的免疫球蛋白，归功于免疫球蛋白识别侵犯人体的各种病原体并与其结合使其丧失致病能力，从而直接提高人体免疫力的能力。

唾液与免疫球蛋白检测

那么，我们如何知晓身体中每时每刻都在守护机体健康的免疫球蛋白的含量是否正常呢？

血液是检测免疫球蛋白的理想体液，但采血不当会引发不良后果，经常采血检验也不方便。免疫球蛋白在血液、唾液和乳汁中广泛存在，口腔唾液同样可以反映人体免疫球蛋白的水平高低。在尚不知晓免疫球蛋白是何物的古代，人们就有了用唾液涂抹新鲜创伤口以防止伤口发炎、促进创口愈合的经验。然而，年轻人的唾液与老年人的唾液在创口愈合方面的作用又有天壤之别，甚至用部分老年人的唾液涂抹新鲜创伤口非但没有改善伤口发炎、促进伤口愈合，还进一步恶化了伤口，这又是什么原因呢？

原来，口腔唾液中免疫球蛋白的成分、含量和活性以及口腔微生物的组成，随着年龄增长及内外环境影响（如辐射、空气污染、药物和疾病等）而不同，从而导致不同人群的唾液在抵御病原菌侵袭以及抗感染方面出现个体差异（包括唾液成分和分泌量）。

　　唾液中的免疫球蛋白兼具免疫防御和指示免疫状态的功能。唾液的分泌型免疫球蛋白A（sIgA）是黏膜免疫的主要效应分子，具有重要的免疫防御作用。唾液的免疫球蛋白G（IgG）主要来源于血液，具有重要的免疫指示作用。以唾液中的免疫球蛋白的种类及其含量为指标，可以侧面反映人体的免疫水平和健康状态，并针对性地改善亚健康状态以及对将来可能患有的疾病进行预防。研究发现，利用唾液不仅能通过检测新型冠状病毒的RNA和蛋白质，从而诊断个体是否正感染新型冠状病毒，还能通过检测唾液中感染新型冠状病毒后产生的特定IgG，从而诊断个体是否感染过新型冠状病毒。同样地，其他疾病导致的血液IgG异常通常也表现为唾液IgG异常。从这一点来说，免疫球蛋白的日常检测是实现自我健康管理的重要一环。此外，如同中医通过观察舌苔的颜色、厚薄、润燥等特征来辨别病症，口腔唾液的分泌量、成分及其含量、微生物组成等特征也可直接反映口腔、消化道、呼吸道等器官或系统的正常或异常状况。因此，利用唾液这面镜子照看免疫球蛋白和其他免疫力相关蛋白质的水平，可折射出人体的健康状态和疾病风险，从而有效、及时、便捷地进行自我健康管理。

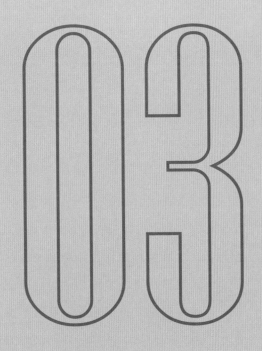

唾液与口腔
疾病检测

患有不同口腔黏膜疾病（如口腔溃疡、扁平苔癣和慢性咽炎）的人群其口腔中的唾液成分有所不同。

—— 克里斯皮安·斯卡利（英国口腔科权威专家）

唾液在中医中被称为"金津玉液"，而在现代医学中，唾液已经可以作为评估人体生理或病理状况的一种重要依据。将唾液检测作为一种健康评估手段具有许多优势，相比血液检查的步骤烦琐且耗时较长，唾液检查无创、安全、简便、价格亲民、取材容易。研究表明，唾液中的成分与龋病、牙周病等疾病有着显著的相关性，唾液的分泌量及组成成分的改变可反映口腔局部包括唾液腺的功能状况和疾病，如唾液腺炎症、龋齿、牙周病等。因此，唾液是口腔和牙科疾病早期诊断的理想样本。对于牙周病、口腔癌、口腔溃疡和慢性咽炎等口腔疾病来说，唾液直接来自患病部位，相比全身循环且受其他器官组织影响的血液，在检测灵敏度、特异性和准确性方面更有优势，更能直接反映口腔疾病的发生发展（见下页图）。

在唾液检测口腔疾病的临床应用方面，目前美国食品与药物管理局（FDA）已经批准了一款产品，即美国

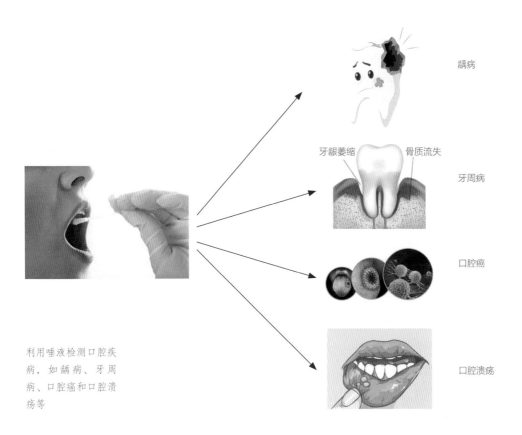

利用唾液检测口腔疾病，如龋病、牙周病、口腔癌和口腔溃疡等

Viome公司开发的创新类产品。它是一款基于唾液样本的口腔和咽喉癌诊断设备，患者可以在家中通过检测唾液样本中的菌群基因活性，进行相关疾病检测。

龋病

　　龋病俗称虫牙、蛀牙，是细菌性疾病，可以继发牙髓炎和根尖周炎，甚至能引起牙槽骨和颌骨炎症。龋病如不及时治疗，病变将继续发展，形成龋洞，终至牙冠完全破坏消失，其发展的最终结果是牙齿丧失。龋病的特点是发病率高、分布广，是常见的口腔疾病，也是人类最普遍的疾病之一，WHO已将其与肿瘤和心血管疾病并列为人类三大重点防治疾病。

　　龋病的人群分布并不均匀，存在着患龋病风险高的龋病高危人群。通过早期诊断预测龋病高危人群，并对其开展预防性诊治，能够有效地减少龋病的发病率。唾液是牙齿的外环境，成分复杂，其有机成分、无机成分、缓冲能力、流速流量的改变均与龋病的风险性有着密切关系。唾液检测技术可以用作龋病的早期诊断，有利于龋病高危人群风险因素分析及控制的研究，为有效预防和控制龋病提供科学依据。

　　唾液中的无机成分主要有钙、钾、钠、碳酸盐、磷酸盐以及微量的氟、镁等。多项研究发现唾液中钙、磷、镁浓度越高，抗龋性越强，低钙、低磷或低氟易增加龋病的发病风险。

唾液中的有机成分主要有黏蛋白、免疫球蛋白、糖蛋白、富组蛋白以及少量的溶菌酶、乳铁蛋白、过氧化物酶等。吴晓霞研究表明多龋组儿童非刺激性全唾液中分泌型免疫球蛋白A（sIgA）的浓度显著低于无龋组儿童，无龋组儿童唾液分泌型免疫球蛋白与唾液过氧化物酶（Spx）二者的浓度呈显著正相关，而多龋组儿童则无显著相关性。研究还发现，唾液中特定的低聚糖浓度与年轻人的龋齿经历有很强的相关性，可以通过测量这些低聚糖的浓度来评估患龋病的风险性。在个体年龄增长的过程中，下颌下腺和舌下腺分泌的唾液成分（乳铁蛋白、清蛋白、溶菌酶、黏蛋白）及其产量的变化与龋病的高发率有关，与特定无机成分（钙、钾、钠、氯）之间存在显著的相关性。随着个体年龄的增长，唾液成分的变化可能伴随龋病风险性的变化。

牙周病

牙周病是指支持牙齿的周围组织结构的炎症和损伤，

这些结构主要指牙龈、牙槽骨和牙根外周组织。牙周炎是口腔微生物与宿主之间相互作用失衡引发的慢性炎症，导致牙周软组织和硬组织的破坏。传统牙周检查的准确性依赖于检查者的临床经验，主观性较强，通常需要牙周病专科医生完成。寻找一种客观、便捷、有效的牙周炎诊断方法，将有利于牙周病的风险评估和早期干预治疗。

与牙周病诊断或预后有关的生物标志物包括宿主来源蛋白质（如酶、免疫球蛋白）、表型标志物、宿主细胞、激素（如皮质醇）、细菌和细菌代谢物、离子和挥发性化合物。2002年，日本大学的一项研究比较了治疗前后78例牙周病患者唾液中8-羟基脱氧鸟嘌呤（8-OHdG）浓度的高低变化，与健康组做对照，分析了8-羟基脱氧鸟嘌呤对牙周组织损伤的影响。研究结果表明，唾液中8-羟基脱氧鸟嘌呤浓度的大小能够反映牙周的健康状况。在另一项研究中，研究者发现唾液中与细胞损伤和细胞死亡有关的酶，如天冬氨酸氨基转移酶（AST）、丙氨酸氨基转移酶（ALT）、乳酸脱氢酶（LDH）、肌酸激酶（CK）、碱性磷酸酶（ALP）、酸性磷酸酶（ACP）和谷氨酰转移酶（GGT），其活性经常规牙周治疗后均明显降低。研究者据此推测唾液中唾液酶的活性可作为牙周组织损伤的生化指标，用于牙周病的诊断、预后及治疗效果的评估。研究还发现，与正常人相比，牙周病患者唾液中的血清清蛋白、血红蛋白和免疫球蛋白含量增加，抑半胱氨酸蛋白酶蛋白含量降低，表明这些参数可以作为牙周病的辅助诊断指标。牙周病患者唾液中免疫球蛋白含量的增加，是机体的一种正反馈机制，即牙周病患者的机体为防御病菌感染，免疫系统异常活跃，持续产生免疫球蛋白来抵御病菌感染，从而使口腔处于炎症状态。因此，唾液免疫球蛋白含量高也并非好事，它同样反映了免疫系统的异常，并且尚未从感染性疾病（如牙周病）或免疫系统疾病中完全恢复。

口腔癌

口腔癌确诊的"金标准"为口腔病理学检查，但口腔病理学检查有创且依赖专业人员和专业设备。如前所述，唾液包含丰富的反映机体病理、生理状态特别是口腔病理状态的生物学信息，且唾液收集方便、无创，令唾液组学在全身疾病的研究中得到广泛关注。过去20年，学者们已在唾液中发现100余种口腔癌的潜在标志物。

口腔鳞状细胞癌（OSCC）是最常见的口腔癌，占口腔癌的95%，拥有较高的发病率和死亡率，也是全球最常见的十大癌症之一。口腔鳞状细胞癌不仅危及患者的生命，还影响其容貌美观和外形，以及患者的咀嚼、语音、吞咽等生存质量。尽管目前有手术治疗、放疗、化疗、生物治疗、基因靶向治疗等治疗方法，晚期口腔鳞状细胞癌的治疗效果仍不理想。但是对于早期的口腔鳞状细胞癌患者5年生存率高达85.4%，早期患者治疗后生存质量也显著提高。因此，开发一种口腔鳞状细胞癌的早期诊断技术将为患者的治疗和预后判断提供很大的帮助。如前所述，肿瘤组织携带的体细胞突变需要提取肿瘤细胞才能检测到基因突变，口腔癌的肿瘤细胞就存在于口腔。由于唾液中含有脱落的口腔黏膜上皮细胞，因此唾液是检测口腔癌基因突变的理想样本。利用口腔癌患者唾液中的肿瘤DNA检出率为100%，而利用口腔癌患者血液中的肿瘤DNA检出率为80%，表明唾液比血液更适合作为口腔癌患者肿瘤DNA来源的样本。

多项研究发现口腔鳞状细胞癌患者唾液中特异性蛋白质含量增加。比如参与细胞间相互作用的细胞表面糖蛋白CD44、细胞角蛋白19片段（Cyfra 21-1）、组织多肽抗原

（TPS）和肿瘤抗原125（CA-125）等蛋白质均被认为是口腔癌的生物标志物。另一项研究取得了与之一致的实验结果，同样表明唾液蛋白质作为口腔鳞状细胞癌的生物标志物更具有敏感性和特异性。口腔鳞状细胞癌患者唾液中细胞角蛋白19片段、组织多肽抗原和肿瘤抗原125这三种肿瘤标志物均明显升高。人类50%以上的肿瘤发生存在$p53$基因突变，研究表明$p53$基因在口腔鳞状细胞癌患者的癌组织中发生了突变，且在口腔鳞状细胞癌患者的唾液中也发现了$p53$基因突变，说明唾液检测与癌组织检测具有较好的一致性，$p53$可作为快速诊断口腔癌的可靠生物标志物。口腔鳞状细胞癌患者唾液中这些蛋白质标志物的联合检测与在口腔鳞状细胞癌患者血清中的检测结果具有相似的诊断价值，表明唾液中生物标志物的发现可以为口腔癌的检测提供一个简单的诊断方法。

除了特异性表达的蛋白质，口腔鳞状细胞癌患者唾液中还存在特异性表达的RNA。唾液细胞外囊泡miR-412-3P和miR-512-3P的表达仅在口腔鳞状细胞癌中存在，且口腔鳞状细胞癌的潜在标志物miR-412-3P和miR-512-3P在唾液中也有表达。此外，研究还发现7种与口腔鳞状细胞癌相关的唾液RNA，包括白细胞介素8（IL-8）、二胺乙酰转移酶（SAT）、白细胞介素1β（IL-1β）、鸟氨酸脱羧酶抗酶1（OAZ1）、组蛋白3.3（H3F3A）、双特异性磷酸酶（DUSP）和人S100钙结合蛋白P（S100P）。这些RNA和上述蛋白质标志物在口腔鳞状细胞癌中的表达均明显高于正常健康组，显示了这一组合也具有作为口腔癌检测的生物标志物的潜力。

口腔溃疡

口腔溃疡是最常见的口腔黏膜疾病之一，其发病与很多因素有关，包括免疫学异常、遗传因素、精神因素、消化系统疾病及功能紊乱、营养因素和内分泌因素等。研究发现，口腔溃疡患者发作期其唾液溶菌酶活性明显低于正常对照组，唾液溶菌酶活性下降与口腔溃疡的发病率呈正相关。

在利用实时荧光定量聚合酶链式反应（PCR）法检测复发性口腔溃疡患者口腔微生物菌群的一项研究中，研究人员取一般口腔溃疡患者和复发性口腔溃疡患者的唾液样本比较发现，复发性口腔溃疡患者口腔中革兰阴性球菌的数量要低于一般口腔溃疡患者，其他类型的细菌则没有明显改变。同时，细菌计数发现复发性口腔溃疡患者的口腔链球菌（*Streptococcus oralis*）、韦荣球菌（*Veillonella*）、奈瑟菌（*Neisseria*）数量明显低于一般口腔溃疡患者。

在检测复发性口腔溃疡患者唾液中的肿瘤坏死因子α（TNF-α）和白细胞介素6（IL-6）时，发现溃疡期组和间歇期组的TNF-α含量高于正常对照组，且差异有统计学意义，而IL-6差异无统计学意义。因此，唾液中TNF-α含量升高可作为复发性口腔溃疡的生物标志物。

在另一项研究中，以正常人为参照，采用酶联火箭电泳法测定无全身系统性疾病的口腔溃疡患者的唾液溶菌酶水平，结果发现口腔溃疡患者发作期唾液溶菌酶活性明显低于正常对照组，表明唾液溶菌酶活性下降与口腔溃疡的发病呈正相关。口腔溃疡患者的唾液溶菌酶水平不仅可以作为口腔溃疡的生物标志物，其含量下降也可能是导致口腔溃疡发生的因素之一。

慢性咽炎

慢性咽炎是咽黏膜、黏膜下及淋巴组织的慢性炎症。从病理学上讲，慢性咽炎可分为以下5类：慢性单纯性咽炎、慢性肥厚性咽炎、萎缩性及干燥性咽炎、慢性过敏性咽炎以及慢性反流性咽炎。慢性咽炎的发病因素包括咽部邻近的上呼吸道病变、气候及地域环境变化、职业因素（如教师、播音员）、全身因素和过敏因素。

王秉权通过观察成年人慢性咽炎常见证型与健康成年人血清锌（Zn）及唾液中分泌型免疫球蛋白A的含量，探讨了该病常见证型与免疫功能的关系，并试图从现代免疫学的角度为该病的辨证分型提供客观依据。研究发现，慢性咽炎患者血清锌下降，提示该病的常见证型与机体整体免疫功能降低有关；而唾液分泌型免疫球蛋白A升高，提示该病的常见证型与局部免疫的应激性增强有关。慢性咽炎患者唾液分泌型免疫球蛋白A不仅可作为慢性咽炎的生物标记物，其高水平分泌型免疫球蛋白A可能也参与了慢性咽炎的发病过程。

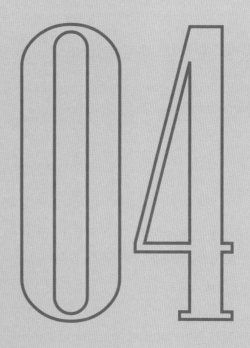

唾液与系统性
疾病检测

近年来的一个转折点就是人们逐渐意识到口腔不是孤立的，而是整合到机体生理系统的一个关键组件，不仅维持系统健康，也反映系统性疾病。

——菲利普·普雷肖（美国知名牙科医生）

唾液由口腔腺体分泌产生，具有清洁和保护口腔、消化等多种生物学功能。唾液中含有DNA、RNA和蛋白质信息、丰富的微生物和多种代谢物，是一个巨大的生物标志物储存库。由于唾液中含有血液中经被动运输（类固醇激素等亲脂性分子）、主动运输（如免疫球蛋白）和胞外超渗透等方式转运或渗漏过来的很多物质（如水、离子等相对分子质量小于1900的小分子），因而有"唾液是血液的继子"一说。

血液中含有的很多系统性疾病的生物标志物，唾液中也存在。虽然唾液中这些生物标志物的含量较血液中有所降低，但借助高灵敏检测技术（如PCR），唾液中的这些生物标志物同样能被检测到，甚至检测到其具体含量。因此，唾液除了应用于口腔疾病和唾液腺疾病的早期检测和病情跟踪，唾液检测的一个更大市场是应用于口腔疾病之外的系统性疾病的早期诊断或辅助诊断，包括糖尿病、心血管疾病和癌症等（见下页图）。唾液较血液具有的诸多

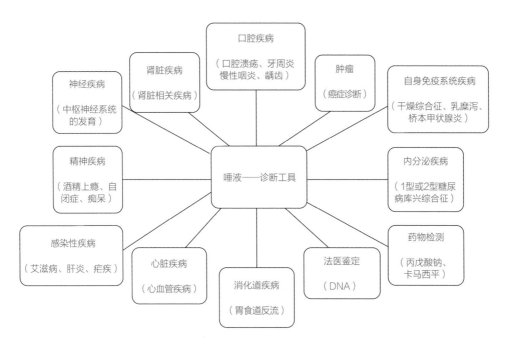

利用唾液可以开展各类口腔疾病和系统性疾病的诊断

优点，使得近年来唾液用于系统性疾病的检测获得了很多关注。美国牙科医生菲利普·普雷肖谈到，"口腔不是孤立的，而是整合到机体生理系统的一个关键组件，不仅维持系统健康，也反映系统性疾病"。唾液如同维系口腔健康和系统健康的重要纽带，既维持系统健康，又反映系统健康。

糖尿病

糖尿病是一组以血糖水平增高为特征的代谢性疾病，长期存在的高血糖导致机体各种组织器官和系统（尤其是眼、肾、心脏、血管和神经系统等）出现慢性损害、功能障碍，严重影响患者的生存质量。近年来，随着人口老龄化及生活水平的提高，糖尿病发病率呈逐渐增长的趋势且趋于年轻化。据WHO估计，全球目前有超过2亿的糖尿病患者，预计到2025年将增至4亿。我国现有糖尿病患者超过4000万，居世界第2位，糖尿病已成为继心血管疾病和肿瘤之后的第三大非传染性疾病，逐渐成为严重威胁人类健康的世界性公共卫生问题。

糖尿病患者需进行日常血糖含量的监测，目前主要采用指尖血血糖试纸条法，但该方法痛苦并且会增加感染的风险，因此，获取一种简单、快速且无创伤的检测方法对于糖尿病的早期诊断和日常监测具有重要的意义。根据研究表明，2型糖尿病（2-DM）患者从血糖升高到出现糖尿病的临床症状平均时间可长达7年，2-DM早期进行诊断可显著提高患者的治疗效果和生存质量。唾液的临床诊断价值逐渐被人们认识，在唾液中已经鉴定出多个与糖尿病的发生发展密切相关的蛋白质，譬如胱抑素C（Cys-C）、α2-巨球蛋白（α2-MG）、α1抗胰蛋白酶（A1AT）及转甲状腺素蛋白（TTR）等。研究表明，唾液中胱抑素C及α2-巨球蛋白随着病情的加剧，其表达量呈现明显上调的规律，α1抗胰蛋白酶则会轻微上调，但是转甲状腺素蛋白无明显改变。

　　由于唾液中葡萄糖水平较血液中低，唾液的葡萄糖检测需要更高的检测灵敏度。清华大学的刘静团队结合唾液检测的无创优势及手机医疗的普适性，研制了一种手机型唾液葡萄糖检测仪，可实现对模拟唾液中不同葡萄糖浓度与电学参数对应曲线的绘制、显示、存储及进一步计算等功能。2019年，澳大利亚iQ集团宣布研发成功了利用唾液检测人体葡萄糖水平的生物传感器，该传感器可通过手机显示检测结果（见下图）。

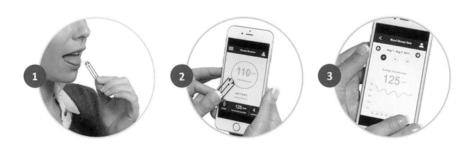

澳大利亚iQ集团研发的利用唾液检测人体葡萄糖水平的生物传感器，可连接到手机App显示检测结果

病毒感染疾病

机体被病毒、细菌、真菌等病原体感染后，唾液成分也会发生相应的改变，唾液中可能会出现病原体的核酸、蛋白质、代谢物或机体针对病原体产生的抗体。这些唾液成分可作为病毒感染疾病的生物标志物，从而应用于病毒感染疾病的早期诊断和病情跟踪。

艾滋病

艾滋病，即获得性免疫缺陷综合征，是由人类免疫缺陷病毒（Human immunodeficiency virus，HIV）感染引起的使人体丧失免疫功能的病毒感染疾病。艾滋病危害性极大，目前在全世界范围内仍缺乏根治HIV感染的有效药物，早期诊断是HIV感染防控的关键。然而，传统的血液检测会造成被检测者和医护人员的感染风险。

早在2009年，在国家"艾滋病和病毒性肝炎等重大传染病防治"科技重大专项的支持下，北京万泰生物药业股份有限公司与厦门大学成功研制出HIV（1+2型）口腔黏膜渗出液抗体检测试剂盒。这款艾滋病唾液检测试剂盒采用先进的免疫渗滤法，操作简便，采样时无痛，不会对受试者的皮肤造成针刺损伤，极大降低了被检测者和医护人员受感染的风险。

利用唾液诊断艾滋病的基本原理是唾液中含有HIV抗体，HIV唾液检测试剂盒可通过免疫渗滤法实现患者唾液中的HIV抗体与试剂盒中被标记的HIV抗原结合，从而产生特异性检测信号；艾滋病唾液检测试纸通常是使用胶体金免疫层析技术，可检测唾液样本中的HIV特异性抗体。HIV唾液快速检测因其安全可靠、可以及时获取检测结果的特性，使其具有很好的接受度，极大地推进了HIV检测。下页图为市面上的一款HIV唾液检测试纸。

此外，在接受治疗的艾滋病患者的唾液中含有的某些抗HIV病毒药物（如拉米夫定、阿巴卡韦、利匹韦林和达芦那韦等）的浓度可反映血浆中游离药物的浓度，从而有利于间接监控血药浓度，指导临床合理用药。

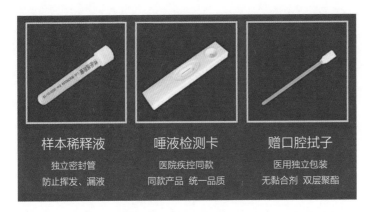

样本稀释液	唾液检测卡	赠口腔拭子
独立密封管	医院疾控同款	医用独立包装
防止挥发、漏液	同款产品 统一品质	无黏合剂 双层聚酯

市面上的一款HIV唾液检测试纸

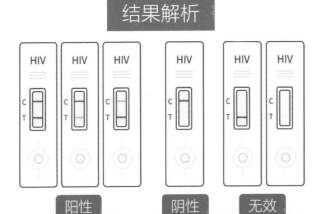

结果解析

阳性　　　　阴性　　　无效

- 阳性（＋）：出现两条红色条带，一条位于检测区（T），另一条位于质控区（C）。
- 阴性（－）：仅在质控区（C）出现一条红色条带，检测区（T）无红色条带出现。
- 无　　效：质控区（C）未出现红色条带，表明不正确操作过程或试剂盒失效。

HIV唾液检测试纸结果解析

新型冠状病毒肺炎

新型冠状病毒肺炎（COVID-19）是由新型冠状病毒（SARS-CoV-2）感染导致的肺炎，影响到全球范围内的人类健康和生命安全。

传统的新型冠状病毒检测样本为咽拭子或鼻拭子，检测技术包括核酸检测、抗体检测和抗原检测（见下页图）。核酸检测程序复杂、昂贵、耗时，并且需要专业设备和专业人员。抗体检测的原理为病毒感染后，免疫系统首先产生病毒特异性免疫球蛋白M（IgM），IgM产生快但持续时间短，随后机体产生病毒特异性免疫球蛋白G（IgG），IgG产生慢但持续时间长；同时包含IgM和IgG测试线的试纸不仅能测出是否感染，还能提示感染时间（见第59页图）。抗原检测是适合居家自检的方法，我们常用的新型冠状病毒检测试纸，即是通过检测新型冠状病毒的结构蛋白，如核衣壳蛋白（N蛋白）和刺突蛋白（S蛋白）等抗原，来鉴定是否感染该病毒。

很多科学家致力于开发基于唾液的快速便捷式新型冠状病毒检测方法，利用唾液的新型冠状病毒检测方法包括

检测方法
发展历程　　　　　　核酸检测　　　抗体检测　　　抗原检测

三种新型冠状病毒检测方法的比较			
项目	核酸检测	抗体检测	抗原检测
预期用途	诊断	辅助诊断	诊断和筛查
检测窗口	整个感染阶段	感染 3~5 天后	急性期
检测样本	鼻拭子 / 咽拭子	血清 / 血浆 / 全血	鼻拭子 / 咽拭子
检测对象	核酸序列 直接证据	IgM/IgG 间接证据	结构蛋白 直接证据
检测速度	慢	快	快

常见新型冠状病毒检测方法及其比较

核酸检测、抗体检测和抗原检测。其中一项技术被称为"可扩展的便携式测试"，简称SPOT，它摒弃了目前许多测试方案所要求的加热和冷却每个样本以获得结果的复杂过程。SPOT还可以检测每个样本的多个基因，使其比单基因测试更准确，单基因测试可能产生不正确或不确定的结果。另一个优势是它利用了唾液，这比鼻拭子更容易收集，而且侵入性更小。

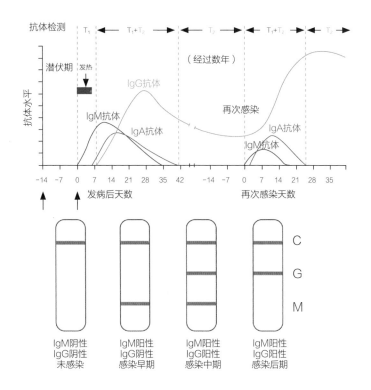

新型冠状病毒抗体快速检测试剂盒原理及其结果解读

注：T_1表示仅IgM抗体呈阳性，T_2表示仅IgG抗体呈阳性，T_1+T_2表示二者均呈阳性。

　　目前我国多家生物技术公司和体外诊断公司已成功研发利用唾液检测新型冠状病毒抗原的试剂盒，其原理也是利用了抗原和抗体的特异性反应。不同的是，抗体检测试纸的样本中含有抗体，试纸上含有病毒抗原；而抗原检测试纸的样本中含有病毒抗原，试纸上含有抗体。利用唾液检测新型冠状病毒抗原试剂盒的操作流程见下页图。

在新型冠状病毒流行期间，很多科研工作者积极开拓了适合将唾液作为样本的新型冠状病毒新型检测方法，

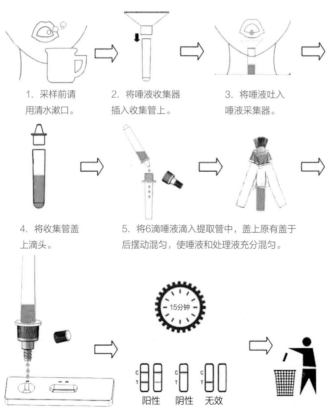

1. 采样前请用清水漱口。

2. 将唾液收集器插入收集管上。

3. 将唾液吐入唾液采集器。

4. 将收集管盖上滴头。

5. 将6滴唾液滴入提取管中，盖上原有盖子后摆动混匀，使唾液和处理液充分混匀。

6. 将3滴提取管中的样本滴入样品孔中。

7. 加入样品后15分钟观察结果。

15分钟

阳性　　阴性　　无效

8. 检测完成后，将检测后试剂作为传染性废弃物处理。

利用唾液为样本的新型冠状病毒抗原快速检测试剂盒操作流程

包括等温扩增法、电化学方法、场效应管（Field effect transistor）和表面增强拉曼光谱。这些方法虽然离实际应用还有或多或少的距离，但极大推动了唾液检测技术，特别是利用唾液的病毒感染疾病诊断技术的发展。

心血管疾病

心血管疾病（CVD）是严重危害人类健康的高发疾病之一，如何改进检查方法并提高心血管疾病的早期诊断，是降低发病率和病死率的关键。心血管疾病与循环系统有关，包括动脉粥样硬化、心肌梗死和冠心病等。目前检测出的冠心病的唾液蛋白标记物主要有C-反应蛋白（CRP）、肌红蛋白、肌酸激酶心肌带（CKMB）、心肌肌钙蛋白，这些指标与心电图的变化密切相关，其中唾液中心肌肌钙蛋白I（cTnI）被认为可被用于临床快速检测早期心肌梗死。

研究发现，在动脉粥样硬化中，唾液炎症细胞因子（包括IL-1β、IL-6、TNF-α和前列腺素E2）的水平均显著增加。这些细胞因子可以作为诊断动脉粥样硬化的标志物。研究还发现唾液中的CRP是急性心肌梗死最具预测性的生物标志物。此外，心血管疾病患者的唾液中α-2-HS-糖蛋白水平降低。

以上研究表明唾液中的一些蛋白质可以作为心血管疾病的标志物，通过唾液中这些标志物的检测，可以对心血管疾病的患病风险进行预测及早期诊断，从而进行提前预防和早期干预。

癌症

将唾液分析用于不同类型癌症的早期诊断正受到越来越多研究者的关注。根据生物医学研究文章搜索引擎PubMed数据库的检索结果可知，在专业文献中，包含关键字"Diagnosis"（诊断）"Cancer"（癌症）和"Saliva"（唾液）的科研论文在过去20年中增长了10倍以上（见下页图）：从2001年的27篇增加到2021年的304篇，2022年略有下降（256篇）。

越来越多证据表明，唾液中含有包括胰腺癌、乳腺癌和肺癌等多种癌症的生物标志物。比如唾液和血液存在循

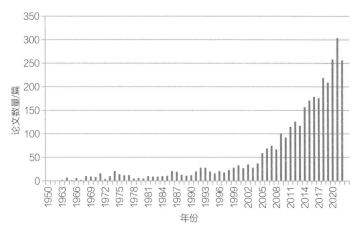

1950年以来发表的与唾液检测癌症相关论文的数量统计

环肿瘤DNA（ctDNA），这是当体内存在肿瘤时从癌细胞中脱落的DNA，它们进入血液循环并到达唾液腺后，被唾液腺的分泌（腺泡）细胞吸收，并包含在腺体产生的唾液中。某些ctDNA含有与肿瘤组织相同的基因突变，利用唾液ctDNA可以对癌症进行早期检测，并提供癌症患者个性化治疗方案的参考依据。

胰腺癌

　　胰腺癌发病率低但致死率高，在西方国家每年新发生的癌症总数中仅占3%，但致死率却排在第4位。因此，需要在胰腺癌早期做出诊断和分类，使患者获得最佳治疗时机，从而提高存活率。研究表明，在一些啮齿类动物的胰腺癌模型上，有一种类似于外泌体的囊泡，可以携带、传递和转运肿瘤特异性生物标志物到唾液中。另外，也有研究发现在胰腺癌患者的唾液中原癌基因*KRAS*、甲基CpG结合域蛋白3样2（MBD3L2）、顶体膜泡蛋白1（ACRV1）和长醇磷酸甘露糖转移酶肽1（DPM1）四种信使核糖核酸（mRNA）可以有效区分胰腺癌患者与健康人群。hsa-miR-21、hsa-miR-23a、hsamiR-23b、miR-29c和hsa-miR-216这四种非编码小RNA在胰腺癌患者的唾液中表达上调，miR-3679-5p和miR-940可用于有效鉴定可切除胰腺癌。唾液转录谱分析结果可用于区分胰腺癌患者和慢性胰腺炎患者及健康人群，灵敏度达90%，特异度达95%。

同时，口腔微生物和牙周炎与胰腺癌发生率密切相关。有学者经过研究发现牙周炎与患胰腺癌呈正相关，牙周炎患者患胰腺癌的概率比正常人高64%。相对于健康人群来说，胰腺癌患者口腔中有31种细菌数量增加，25种细菌数量减少，表明口腔细菌种类、丰度与胰腺癌密切相关，可作为胰腺癌风险预测依据。具核梭杆菌

（*Fusobacterium nucleatum*）是一种常见口腔细菌，和牙周炎等口腔疾病有关联，最新研究发现它存在于胰腺癌的肿瘤微环境中。具核梭杆菌在入侵胰腺癌细胞后，会诱使后者释放出大量细胞因子，而这些细胞因子能促进癌细胞的生长，甚至包括周围那些未曾感染细菌的癌细胞。口腔的很多细菌会进入唾液，因此，检测唾液中与胰腺癌密切相关的细菌可提示胰腺癌风险。同时这也说明，保持口腔健康并维持口腔的正常菌群，可降低患胰腺癌的风险。

乳腺癌

乳腺癌是女性最常见的恶性肿瘤之一。三磷酸腺苷酶6转运辅助蛋白1（ATP6AP1）是一种三磷酸腺苷（ATP）酶，在骨髓、血液和神经等正常组织、系统内表达，也存在于头颈部肿瘤、肺癌、肾上腺肿瘤等中，但是在乳腺癌中的分布最高。ATP6AP1自身抗体是在癌症患者中自发形成的一种特异性抗体，在癌症的早期可以被检测出来，有助于乳腺癌的早期诊断和治疗。

早在2015年便有研究发现，可以通过检测唾液中的ATP6AP1自身抗体来筛查乳腺癌，从而做出早期诊断和相应治疗。根据研究人员的相关分析，唾液中潜在乳腺癌转录组和蛋白质组生物标志物，在唾液中发现了8种mRNA和1种蛋白质生物标志物可用于检测乳腺癌，其灵敏度为83%，特异度为97%。近期一项研究也发现乳腺癌患者的唾液血管内皮生长因子、表皮生长因子、癌胚抗原水平会显著上升。另外也有研究发现乳腺癌患者的唾液和血清中癌抗原CA15-3和原癌基因*c-erB-2*的表达水平呈现上升状态，并且二者在唾液和血清中的水平呈正相关。因此，唾液中存在乳腺癌的潜在生物标志物，并在乳腺癌的早期诊断方面具有潜在前景。

肺癌

肺癌是发病率和死亡率增长最快、对人群健康和生命威胁最大的恶性肿瘤之一。近50年来，许多国家肺癌的发病率和死亡率均明显增高。提取唾液后去除唾液淀粉酶，富集外泌体，通过质谱鉴定，发现唾液中含有319种外泌体蛋白质，其中11种外泌体蛋白质为肺癌患者特有，并且这11种蛋白质也存在于肺癌患者血液外泌体，包括α1酸性糖蛋白1（A1AG1）、酸性唾液富脯氨酸磷酸蛋白1/2（PRPC）、水通道蛋白5（AQP5）和黏蛋白5B（MUC5B）

等。因此，唾液为肺癌的早期诊断和治疗预后提供了潜在标志物。

表皮生长因子受体（EGFR）的基因突变是非小细胞肺癌（NSCLC）的特异性标志物。2014年，美国加州大

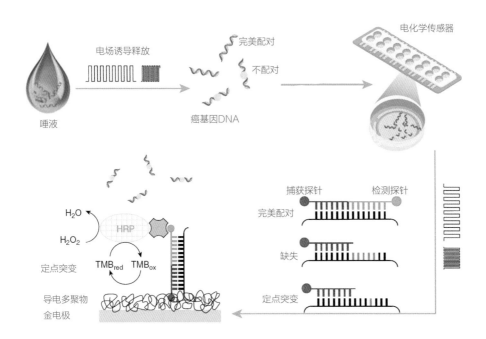

利用EFIRM检测肺癌患者唾液中*EGFR*基因突变的原理示意图
资料来源：王大卫团队，Exp Biol Med, 2017。

学洛杉矶分校的王大卫团队利用非小细胞肺癌患者唾液的SABER检测法（Saliva-based EGFR mutation detection），即基于唾液的*EGFR*突变检测，成功鉴定了非小细胞肺癌患者*EGFR*基因的常见基因突变。电场诱导释放和检测技术可利用多通道电化学传感器直接检测体液中的*EGFR*突变，是一种检测NSCLC患者唾液中*EGFR*突变有效、准确、便捷的方法。这一检测基于电场诱导释放和测量装置（EFIRM），该装置可检出肺癌患者唾液中的循环肿瘤DNA（ctDNA）。相较于目前的测序技术，这种检测方法准确性更高，可帮助指导酪氨酸激酶抑制剂吉非替尼或厄洛替尼治疗过程中的治疗决策，因其可检出激活性*EGFR*突变，与活检基因组学得到的检测结果一致。

神经退行性疾病

阿尔兹海默病

　　阿尔兹海默病（AD）是一种老年人常见的慢性中枢神经系统变性疾病，起源于中枢神经系统病变或衰退，主要特征是认知功能障碍、记忆力衰退和人格异常改变。目前，在世界范围内，AD的发病率持续上升，预计到2050年，全球患AD的人数将超过10亿，且中国的AD患者人数位于世界最高位。人脑皮质中淀粉样蛋白Aβ42在细胞外形成异常的蛋白质聚集体，被认为是导致AD的重要因素。目前主流的AD诊断方式是正电子发射断层扫描成像（PET）和脑脊液穿刺，但这两种方式并不适合早期诊断。PET成本昂贵且具有辐射性；而脑脊液穿刺属于侵入性较大的有创检查，往往为患者带来较大痛楚。研究人员正积极探索用唾液对AD进行早期筛查，并取得了一定的研究进展。

加拿大研究人员表示他们已研发出了一种可以识别AD的简单的唾液检测方法，该方法基于对唾液中淀粉样蛋白Aβ42水平的检测，还可能会用于识别那些未来发生AD高风险的患者。研究报告了37例受试者（7例AD患者和30例非AD志愿者）的检测结果，结果发现，30例非AD志愿者中有27例的唾液Aβ42水平基本相同。所有AD患者的Aβ42水平是对照组的2倍。此外，两例非AD志愿者的Aβ42唾液水平较高，且二者的母亲和其他亲属受到AD影响，因此他们伴有AD高危风险。以上研究表明，唾液Aβ42可作为AD的生物标志物对AD进行早期诊断和风险评估。

2018年，加拿大阿尔伯塔大学的科学家在唾液里鉴定出3种损害认知的AD生物标志物。他们分析了确诊为AD的患者、轻度认知障碍患者和认知正常的人这三组人群的唾液样本，通过质谱分析检测了超过6000种代谢物来识别群体之间的变化或特征，最终发现3种代谢物，即胆碱-胞苷、组氨酰-苯丙氨酸和甲基鸟苷，可用来区分AD患者和正常人；另外3种代谢物，即氨基-苯二酚、葡萄糖基半乳糖羟赖氨酸和氨基丁酸，可用来区分AD患者和轻度认知障碍患者。以上研究结果有望借此开发基于唾液的AD诊断方法。

唾液中的乙酰胆碱酯酶（AChE）也被认为是一种潜在的检测AD的生物标志物。有研究表明AD患者唾液中的AChE活性明显低于同年龄的对照组；然而，参与该研究的患者都在接受AChE抑制剂的治疗。而在另外两项研究中，其中一项显示在AD患者与对照组之间AChE的活性没有明显差别；另一项则显示AD患者唾液中AChE水平升高，而血清和脑脊液中AChE水平下降。这些研究的样本量较小，且各项研究的数据矛盾，所以并不能体现AChE作为AD检测标志物的可靠性。

　　口腔病原体可能在AD的发生过程中具有重要作用。研究表明，牙周病可能导致了以AD为特征的炎症反应，并且从死后不久的AD患者脑组织中分离出来自牙周病原体牙龈卟啉单孢菌的脂多糖，表明病原体的毒力因子可能在AD的发展中起作用。此外，一些牙周细菌如肺炎衣原体和螺旋体也在死后的AD患者脑组织中被检测到，这些证据都证明了牙周病与AD之间的相关性，并且这种关

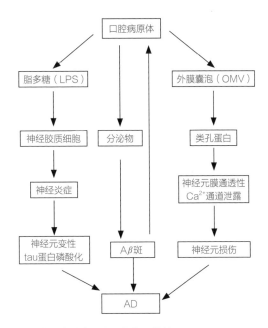

口腔病原体引发AD的可能作用机制

注：tau蛋白：一种微管结合蛋白。

系与牙周细菌密不可分。关于口腔病原体引发AD的机制如上页图所示。因此，通过检测唾液中的AD相关病原体（如牙龈卟啉单孢菌），可以评估AD患病风险。

帕金森症

帕金森病（PD）是一种常见于老年人的神经退行性疾病，主要病理特征是中脑黑质多巴胺能神经元的变性死亡。我国PD患者数量已超过300万，位居世界第一。

苏鹭芬等通过酶联免疫吸附试验（ELISA）方法定量测定唾液中α-突触核蛋白和DJ-1蛋白含量，发现PD组的α-突触核蛋白浓度和DJ-1浓度均明显低于对照组浓度，且差异均具有统计学意义，表明检测唾液α-突触核蛋白和DJ-1蛋白水平可作为PD的一种辅助诊断手段。在最近的一项研究中，研究人员采集83名PD患者和77名无神经系统疾病的实验对照组唾液并提取RNA，通过RT-PCR方法检测miR-153和miR-223水平，结果表明唾液中存在的非编码小分子RNA有可能成为PD的主要生物标志物，并应用于大规模筛查和临床诊断或辅助诊断。

其他疾病

在胃溃疡和慢性胃炎患者的唾液中，可通过细菌DNA检测发现幽门螺旋杆菌感染。通过检测唾液中的咖啡因清除率，发现唾液可以作为诊断慢性肝病和评估患者剩余肝功能的有效手段。慢性肾衰竭患者唾液中一氧化氮水平较健康人群升高，经透析治疗后，唾液中IgA、IgG和C-反应蛋白水平上升，说明唾液中IgA、IgG、C-反应蛋白和一氧化氮水平在肾病监测中可发挥重要作用。还有学者发现唾液中检测到的白血病融合转录本与患者骨髓中一致，说明唾液也可以成为检测白血病融合转录本的可靠、便捷的手段。

目前国内最常用的检测丙型肝炎方法是ELISA法。该方法所选择的样本一般为血液样本，采集过程需要突破待检者的皮肤屏障，样本的采样和处理过程中有职业暴露风险，检测后的废弃物如处理不当也易成为生物污染源。同时，ELISA法检测对实验室条件要求较高。这些原因都制约了丙型肝炎抗体初步筛查的进一步推广。由于口腔黏膜渗出液中含有IgA和IgG抗体，它被视为理想的检测丙型肝炎的生物标志物。使用口腔黏膜渗出液来进行检测的灵敏性和特异性分别为98.8%和98.9%，且口腔黏膜渗出液较易获得且样本采集是无创的。因此使用唾液检测IgG抗体成了新趋势。

　　许多高发病率和高死亡率的疾病（包括癌症、心血管疾病、代谢疾病和神经系统疾病）如果能在早期发现并及时实施有效的临床治疗，可以大大提高患者的生存概率。然而，过程友好、结果可靠的疾病早期诊断方式依赖于以下三个条件：与疾病相关的初始生物标志物；简单而便宜的无创方法；准确、便携和易于使用的诊断平台。随着唾液作为生物标志物的兴起，临床诊断的便捷性和安全性得到了很大的提高。同时，随着对唾液组学了解的不断加深，人们发现唾液作为一种诊断工具具有很大的优势。从临床角度看，唾液可以以重复的方式准确地反映疾病的存在，并能够使用无创方法收集，减少了医院的负担和不必要的侵入性手术的使用。从检测原理看，唾液富含DNA、RNA、蛋白质、微生物和代谢物等各种类型的生物标志物，这为通过唾液检测反映口腔和机体健康提供了重要依据。比如唾液中发现了至少600种以上的活性酶类，这些酶可以作为判断机体健康状态的重要指标，其中碱性磷酸酶、酸性磷酸酶、唾液淀粉酶等均可作为机体活性的指示酶类。我们有理由相信，对唾液组学的深入研究会给医学诊断带来巨大的帮助。

综上所述，目前已经利用唾液开展了应用于各类系统性疾病诊断的临床前研究，希望通过这些研究，可以得出在哪些疾病上唾液诊断和血液诊断具有一致的检测结果，从而能尽快应用于临床诊断。

唾液检测存在的问题与展望

虽然目前唾液检测已在口腔疾病和系统性疾病的早期诊断中取得了一定的进展，但我们也要看到其中存在的一些问题。如果这些问题不能很好地解决，将限制唾液检测的进一步发展及临床应用。比如，由于唾液存在分泌调节，使得唾液进出口腔的流速和体积发生很大的变化，因此应注意唾液收集的标准化，要在相同的时间段和无刺激的情况下收集。唾液中含有微生物和水解酶，因此采集后应密切注意生物标志物的处理和保存。此外，应尽早建立起唾液样本库，并进一步完善唾液的采集、贮存、成分分离和检测技术，使之标准化。

　　上海市临床检验中心副主任技师王雪亮认为，要突破唾液检测的发展瓶颈，实现唾液检测真正应用于临床的目标需要三步：首先，制定标准化方案，包括唾液采集、保存和检测的标准化方法。其次，开展大样本多中心的相关疾病临床研究，分析年龄、性别或生活方式等变量影响，明确相关肿瘤标志物浓度阈值，提高其临床应用价值。同时，需要新技术的不断提升和发展，如多种组学技术（基因组学、转录组学、蛋白质组学、代谢组学和糖组学等），可更特异且准确地用于唾液成分识别，从而更快速地推动其应用于临床。

　　综上所述，虽然唾液中的生物标志物浓度远低于血液和脑脊液等体液，目前也缺乏标准化的唾液采集和检测步骤，但随着技术发展与科技进步，特别是纳米材料、生物传感技术和微流控系统的发展和联合应用，唾液中疾病标志物高灵敏度和特异性的生物传感检测必将成为可能。

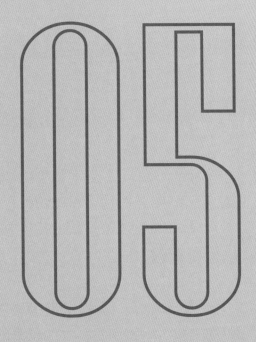

免疫球蛋白
与人体健康

免疫系统的首要目标就是抵御机体本没有的体外异物（如微生物），
或本不该有的体内异物（如肿瘤和各种类型的致癌性转化）。

—— 安东尼·福奇（美国著名免疫学家）

一

从天花说起

天花（Small pox）是由天花病毒感染人体引起的一种烈性传染病。天花病毒主要经呼吸道黏膜侵入人体，通过飞沫吸入或直接接触传染，传染性极强。感染后无特效药可治，主要表现为严重的病毒血症，重型患者常伴败血症、骨髓炎、脑炎、脑膜炎、肺炎等不同类型并发症，进而导致死亡。

被史学家称为的"人类史上最大的种族屠杀"并非源于枪炮，而正是天花。作为最古老且死亡率最高的传染病之一，天花曾在全世界流行，夺去数亿人的生命。数据显示，在有相关记录的条件下，天花病毒累计夺走了3.5亿人的生命；18世纪欧洲天花感染率接近全部群居人口，成为当时儿童死亡的首要因素；直至20世纪60年代，全球仍有33个国家流行天花，每年死亡病例仍可高达200万例。而在感染后侥幸生存下来的患者，却也难逃"麻脸"——脸部丰富的皮脂腺遭天花病毒侵害，从而留下永久性疤痕，俗称"麻子""麻斑"，"天花"也由此得名。

在人类征服天花的历程中，由于缺乏明确有效的治疗方法，人们着眼于寻找预防措施。"武昌府通判傅为格善为小儿种痘，曩皇太子喜事，令诊视疗治，获奏痊愈。"（清代《痧痘集解》）众所周知，中国自古便有很强的"抗疫"意识——人痘接种法采取"以毒攻毒"的方式，通过将患者的痘痂磨成粉，用吹气或棉花送入鼻孔，即让健康人体主动感染天花，以获得抗体。由于天花病毒几乎不会发生变异，这种抗体产生方式在消灭天花的过程中起到了积极的作用。"得过一次，终生免疫"，这便是世界上抗体治疗的最早应用，人们对传染病的抵抗也拉开了免疫学研究的序幕。

输血与血型

自古以来，人们都笃信"血液是灵药""血能治病"。古埃及时期，血液被认为"有法力"，因此王公贵族常以俘虏之血擦洗身体，妄想借此赶走疾病；古罗马时期，由于人们坚信"血液中有丰富生命力"，甚至出现了病患喝角斗士鲜血的现象。《满清外史》中记载："咯疾大作，令取鹿血以供，仓猝不可得，乃殂。"清咸丰帝为了强健身体养成了饮食鹿血的习惯，到最后对鹿血达到了依赖的程度。

1890年，德国生理学家贝林和日本微生物学家北里柴三郎首次提出"抗毒素"（Antitoxin），证明破伤风免疫后的兔血在中和破伤风毒素中起作用，且无细胞的血清同样奏效。1896年，埃尔利希建立血清研究和检测研究所，试图标准化白喉抗血清（Antiserum）的检测方法，并将抗血清中起作用的分子称为抗体（Antibody）。随着抗血清研究的逐步推进，人们对血的需求逐渐从饮血向输血转变，而对输血的需求更进一步推动了免疫学的研究。

在人类历史上，输血可以说是十分古老的医疗方法，历代各国始终在进行大胆尝试，但人类的输血之路并非走得一帆风顺。一开始，输血被用于动物之间——英国医生罗尔在两只狗之间输血。之后，医生开始逐步尝试将动物的血输给人类，如把羊血输给15岁男孩、失血的将军、失血衰弱的病人，甚至有人将所谓具有"文静性格"的羊血输给脾气暴躁的男子，想通过这种方式改变其性格。显然，即便在19世纪末已出现输血的相关技术，但个体间差异导致的免疫反应使得输血的结果往往不尽人意，死亡案例比比皆是。

直到1902年，"血型之父"卡尔·兰德斯坦纳发现了人类的血型，即目前为大家所熟知的ABO血型系统，这也成为20世纪医学上的重要发现之一。人的血型是由红细胞表面抗原决定的，以ABO血型系统为例，主要分为A型、B型、AB型和O型，A型血即红细胞内有A抗原，B血型即红细胞内有B抗原，AB型血即同时含A、B两种抗原，O型血即红细胞内既无A抗原也无B抗原。红细胞膜上的抗原称为凝集原，能与红细胞膜上的凝集原起反应的特异性抗体称为凝集素。ABO血型抗体的产生是由遗传决定的，而非传统地接触到抗原后产生。A型血人群的血清中含有抗B抗原的抗体（B抗体），B型血人群的血清中含有抗A抗原的抗体（A抗体），O型血人群的血清中同时含有A抗体和B抗体，而AB型血人群的血清中不含上述两类抗体。由此一来，如果将血型不同（如A型和B型）的两个人的血液混合，红细胞上的抗原（如A型血的A抗原）可能会与另一人血清中的抗体（如B型血的A抗体）发生抗原抗体反应而凝集成簇，这便是红细胞的凝集反应。而凝集的红细胞会堵塞毛细血管，从而引发一系列不良反应，由此也解释了为何不能在血型不同的人之间输血。

血型的发现解决了血液的匹配问题，体外配血型也逐渐成为输血的标准步骤，使输血之路走上正确、安全的轨道，发展为一种正规的救治方案。

免疫应答、免疫耐受与超敏反应

为什么不同血型之间存在匹配问题？为什么一个人的免疫系统不攻击自己，只攻击其他？人们逐渐意识到，抵抗天花等传染病与输血实质上涉及同一个核心问题——免疫。正常情况下，当免疫系统识别到对人体有害的病原体，如细菌、病毒等，便会激发免疫应答。非特异性免疫和特异性免疫是体内的两种免疫应答类型，前者是机体的第一道免疫防线，也是后者的基础，因此二者存在一定的差别，我们可以概括如下：

非特异性免疫与特异性免疫的比较

项目	非特异性免疫	特异性免疫
特异性	无特异性，作用广泛	有特异性，仅能针对相应抗原表位发生免疫应答
获得途径	先天具备	获得性，出生后受特定抗原刺激而获得的免疫
记忆性	无记忆性	有记忆性，再次遇到相同抗原刺激时，出现迅速而增强的免疫应答
遗传性	可稳定遗传	无遗传性，有可传递性，特异性免疫应答产物（如抗体）可通过直接输注获得相应的特异免疫力

免疫系统至少由两部分组成：细胞免疫系统（又称先天性免疫系统）和体液免疫系统（又称适应性免疫系统）。当细胞免疫系统不能通过炎症反应来清除入侵者时，体液免疫系统就会被召唤来共同抵御入侵者。此时，体液免疫系统会派出针对特定目标、训练有素的"刺客"——抗体。正常情况下，免疫系统能够区分"自我"与"非我"，从而决定是否对入侵者发挥免疫作用。若免疫系统出现紊乱，便会导致免疫缺陷或自身免疫疾病——免疫缺陷是当免疫系统错将有害的"非我"认成"自我"，进一步引发疾病；自身免疫疾病则是错将"自我"认成"非我"，从而对自身进行攻击。那么，对免疫系统来说，如何区分"自我"和"非我"呢？澳大利亚医生、病毒学家伯内特

在1948年提出"自我标志物"（Self markers），有点类似于现在我们所了解的主要组织相容性复合物（MHC）。他指出由于各细胞上自我标志物的存在，个体对自身的细胞不会产生免疫应答。而抗原特异性的免疫无应答如今被称为免疫耐受，其具有特异性和记忆性。因此，正是因为抗体对自身的抗原有免疫耐受，才使得免疫系统只会攻击外来的"非我"，而不会攻击自身的细胞。

而与免疫耐受相反的是超敏反应（Hypersensitivity），也称变态反应（Allergy），即异常的、过高的免疫应答，通常表现为以组织损伤或生理功能障碍为主的特异性免疫反应。常见的超敏反应有四种类型：

（1）Ⅰ型超敏反应　速发型，由IgE介导，常见的疾病有药物过敏性休克等全身性过敏反应、过敏性鼻炎或哮喘等呼吸道过敏反应、过敏性肠胃炎等消化道过敏反应、荨麻疹等皮肤过敏反应。

（2）Ⅱ型超敏反应　细胞毒型，由IgG和IgM介导，常见的疾病有输血反应、新生儿溶血症、药物过敏性血细胞减少症等。

（3）Ⅲ型超敏反应　免疫复合物型，由IgG介导，常见的疾病有局部免疫复合病、Arthus反应、全身免疫复合病等。

（4）Ⅳ型超敏反应　迟发型，由辅助性T淋巴细胞1（Th1）、细胞毒性T淋巴细胞（CTL）介导，常见的疾病有接触性皮炎、结核性损伤、移植排斥反应等。

免疫球蛋白的多样性

天花、输血、免疫，人们对免疫学的认识与理解慢慢发生从现象到本质的深入。而对免疫机制的研究，也从20世纪初的侧链学说[1]、20世纪中的克隆选择学说[2]发展到20世纪中后期对抗体结构的剖析与对抗体多样性的理解。

19世纪后期，贝林与北里柴三郎将具有中和毒素作用的物质称为抗毒素，而后来抗体则被用来泛指抗毒素类物质。在体液免疫中，抗体是B细胞接受抗原刺激后增殖分

[1] 侧链学说：即抗体的侧链赋予了抗体与特定抗原结合的特异性。——编者注
[2] 克隆选择学说：即体内早已存在识别各种抗原的免疫细胞克隆，抗原通过细胞受体选择性激活相应的克隆。——编者注

化为浆细胞所产生的糖蛋白，能与特定抗原发生特异性结合，从而发挥免疫功能，保护生物体。抗体的本质是免疫球蛋白，其本身就是蛋白质，同样也具有抗原性。然而，为何抗体同时也具有与不同抗原结合的特异性？为何不同抗体能发挥不同的生物学功能？这是由于免疫球蛋白分为许多不同的类型，不同类型的免疫球蛋白在体内占比和分布均不相同，因此也发挥着不同的作用。

从结构上来看，所有免疫球蛋白的单体分子结构相似，都有两条相同的重链和两条相同的轻链，构成一个"Y"字形的分子。其中，重链分为五类，轻链分为两型，而每种类与型下又有众多的亚类与亚型；与此同时，重链和轻链可变区氨基酸残基的组成更是变化多样。组合的多样性决定了免疫球蛋白的抗原结合特异性，使其成为结构与功能高度异质性的分子群。

接下来，让我们来了解一下免疫系统是如何通过免疫球蛋白为机体保驾护航的。免疫球蛋白就像军队由不同的兵种组成一样，共同守护机体健康，我们可以把它们比作空军、陆军、海军、海警和海军陆战队等。目前已经知道的人体免疫球蛋白，根据其功能和理化性质的不同分为五大类，分别为IgA、IgD、IgE、IgG和IgM，免疫球蛋白的每一个兵种都承担着不同的任务，其功能见下表和下页图。在免疫应答中，初次应答时IgM抗体最早产生，随后是IgG、IgA；再次应答时则大部分产生的是IgG，且研究表明，二次应答间隔的时间越长，机体越倾向于产生IgG。

免疫球蛋白的检测均利用特异性的抗原抗体反应进行。血清中IgG、lgM和IgA的含量较高，可采用单向免疫扩散法、免疫透射比浊法、免疫散射比浊法进行测定；IgD和IgE的含量较低，则常用酶联免疫吸附实验（ELISA）、放射免疫（RIA）、荧光偏振技术、化学发光法进行测定。

免疫球蛋白的种类及其主要功能

免疫球蛋白的种类	主要功能
IgG	抗菌、抗病毒、抗毒素、抗肿瘤，介导体液免疫且持续时间长，是抗感染免疫的主力
IgM	杀菌、溶菌、溶血、促进吞噬、凝集、抗肿瘤，在初次体液免疫时产生最早，可作为疫病早期的检测物
IgA	在呼吸道、消化道等局部黏膜免疫起重要作用
IgE	抗寄生虫感染，参与某些超敏反应
IgD	成熟B细胞的抗原特异性受体

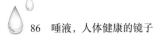
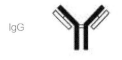

IgG

血清中含量：10~16毫克 / 毫升
唾液中含量：0.016毫克 / 毫升
总体免疫球蛋白百分比：75%
主要分布：血清和组织液
主要功能：再次免疫应答

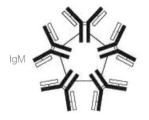

IgM

血清中含量：0.5~2毫克 / 毫升
唾液中含量：0.004毫克 / 毫升
总体免疫球蛋白百分比：10%
主要分布：血清
主要功能：初次免疫应答

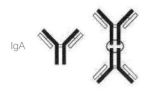

IgA

血清中含量：1~4毫克 / 毫升
唾液中含量：0.14毫克 / 毫升
总体免疫球蛋白百分比：15%
主要分布：血清和分泌液（如唾液、泪液和乳汁）
主要功能：保护黏膜

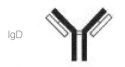

IgD

血清中含量：0~0.4 毫克 / 毫升
总体免疫球蛋白百分比：0.2%
主要分布：淋巴细胞表面
主要功能：参与启动B细胞产生抗体

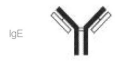

IgE

血清中含量：0.01~0.4 微克 / 毫升
总体免疫球蛋白百分比：0.002%
主要分布：嗜碱性粒细胞和肥大细胞
主要功能：抗寄生虫感染，与某些超敏反应有关

免疫球蛋白种类、结构、分布和功能的多样性

免疫球蛋白与口腔疾病

通过对54例口臭患者唾液sIgA、口腔挥发性硫化物（VSC）定量检测和舌苔评分，研究发现轻度舌苔组患者唾液sIgA含量显著高于中度舌苔组和重度舌苔组。舌苔评分与VSC含量呈正相关，重度舌苔组患者VSC含量高于轻度舌苔组、中度舌苔组。唾液sIgA水平下降，口腔免疫减弱，相关病原菌［主要是变形链球菌（*Streptococcus mutans*）］增殖，舌苔增厚，产生VSC增多，从而导致口臭。

长久以来，人们一直在关注唾液sIgA与龋齿的关系。现在已有研究证明唾液sIgA、血浆IgG可能是龋齿易感性的标志物，唾液中sIgA的含量与龋齿易感程度呈负相关，儿童和青年人尤为显著。其原因可能是唾液sIgA能中和胞外生物酶，抑制变形链球菌在牙齿表面的黏附，抑制牙菌斑形成，有效防止龋齿的发生。

唾液sIgA与复发性口腔溃疡（ROU）相关。通过对30例复发性口腔溃疡患者和30例健康对照者的比较发现，在溃疡的发作期和缓解期，IgA2含量都较正常对照组增多，IgA1则在溃疡的发作期显著增多。并且，ROU的严重程度与sIgA呈负相关，ROU越严重，sIgA活性越低，sIgA在复发性口腔溃疡患者恢复健康状态后显著升高，说明sIgA可能是机体的保护性蛋白质。在口腔免疫防御体系中，当机体整体免疫功能正常时，在病原微生物的刺激下，黏膜局部产生免疫应答发生急性炎症反应，sIgA的合成和分泌增加，从而发挥对口腔黏膜、腺体的保护作用，阻止炎症的蔓延，是口腔局部免疫的第一道防线。唾液sIgA的质量浓度下降是局部黏膜免疫受损的内在危险信号，局部黏膜和整体免疫功能低下导致sIgA合成和分泌不足，从而不能阻抑或彻底限制病原微生物在口腔黏膜表面的生长繁殖。此外，轻型复发性口腔溃疡患者的心理症状与唾液皮质醇和sIgA水平相关。

通过对318例乳牙龋病患儿（观察组）进行口腔幽门螺旋杆菌、唾液pH和内容物检查得出结论：乳牙龋病患儿存在不同程度幽门螺旋杆菌感染，并随着龋病的恶化而加重，口腔内pH的改变和免疫球蛋白水平的下降与幽门螺旋杆菌感染和乳牙龋病的发生有关。

免疫球蛋白与系统性疾病

血清免疫球蛋白可反映机体的体液免疫功能状态，因此临床上血清免疫球蛋白含量检测可作为某些系统性疾病，特别是免疫系统疾病的诊断或辅助诊断方式。比如血清IgG升高常见于系统性红斑狼疮、类风湿性关节炎、萎缩性门静脉性肝硬化、慢性活动性肝炎、亚急性细菌性心内膜炎、IgG型骨髓瘤以及某些感染性疾病等，而血清IgG降低常见于免疫缺陷综合征、抗体缺乏症、重链病、轻链病、肾病综合征、肌紧张性营养不良、变应性湿疹、天疱疮以及某些白血病等。由于唾液IgG主要来源于血液，血清IgG含量的变化常伴随唾液IgG含量的变化，因此唾液IgG同样可以反映机体的体液免疫功能状态。近年来很多研究表明，唾液免疫球蛋白含量异常不但与口腔疾病相关，也与某些全身性疾病也密切相关，如唐氏综合征（DS）和糖尿病等。

sIgA缺乏或降低的患者易发生呼吸道感染。有研究发现，健康儿童唾液中sIgA含量明显高于哮喘初诊组、哮喘治疗组。说明健康儿童黏膜的免疫功能强于哮喘儿童，sIgA产量高，增强了局部防御功能，可抵抗细菌、病毒的反复感染。有报道因缺乏sIgA，不能中和或制止过敏原的吸收，易发生哮喘。患有屋尘螨导致的过敏性鼻炎的儿童，其唾液和血浆中sIgA水平显著低于健康儿童；同时血浆IgE含量升高，说明sIgA是机体黏膜免疫的重要组成部分，是呼吸道等抵御病原体及有害物质的第一道免疫防线，黏膜过敏原很可能是通过抑制了第一道黏膜免疫的sIgA水平从而导致疾病的发生。

颞下颌关节紊乱病（TMD）是指以颞下颌关节区疼痛、异常关节音及下颌运动功能障碍为主要特征而又不属于风湿等其他临床上或病理上诊断明确的一类颞下颌关节病的总称，是口腔科多发病和常见病。2013年，天津医科大学李寒等发现TMD患者具有明显焦虑、抑郁等不良情绪，TMD患者唾液sIgA含量明显低于正常对照组，且唾液sIgA含量与TMD患者焦虑、抑郁程度呈明显负相关。这些情况提示，TMD患者唾液sIgA含量降低与TMD患者明显且持久的应激状态以及低下的口腔局部免疫功能密切相关，是TMD发生的重要原因之一。

原发性干燥综合征（pSS）是一种全身性慢性自身免疫病，期待通过唾液蛋白质组学、基因组学等手段，未来可以将唾液作为一种检测样本进行诊断预测。多项研究表明，唾液中的免疫球蛋白，尤其以sIgA为主，在pSS患者唾液中的含量显著升高，未来或可以作为pSS的检测指标。

早期研究发现，炎症性肠病（IBD）患者常伴有口疮炎症、口腔溃疡、嘴干症、增殖性脓性口炎等症状，通过对35例IBD患者和24例健康人的唾液微生物群进行测序分析及唾液免疫因子的检测发现，IBD患者唾液sIgA含量比健康对照组显著增多，而口腔菌群失调与IBD的发生直接相关。这证实了唾液微生物群与肠道菌群、肠道相关淋巴组织（GALT）炎症刺激与唾液sIgA存在关联。

慢性肠炎、慢性口腔疾病、慢性呼吸系统疾病患者唾液中sIgA明显低于健康组，急性肠道感染恢复期唾液sIgA显著高于健康组，唾液中sIgA的含量在慢性呼吸系统疾病与急性肠道感染恢复期有重要临床意义。

唾液sIgA与心血管疾病相关。通过对256例冠状动脉疾病（CAD）患者口腔评分、口腔免疫因子的检测发现，唾液IgA数值处于IgA箱型图的第三区间、第四区间的样本，炎症指标C-反应蛋白（CRP）数值较大，二者呈正相关；唾液IgG与CRP则呈负相关。可知，处于第三区间、第四区间的唾液IgA是CAD的优势因素，患者更易得CAD。说明口腔免疫与全身免疫之间存在某种协作关系。

鼻咽癌是来源于鼻咽黏膜上皮的恶性肿瘤，早期诊断和早期治疗是提高鼻咽癌患者五年生存率的关键。研究发现，鼻咽癌与EB病毒（Epstein-Barr virus）密切相关，鼻咽癌患者血清中的EB病毒抗体检出率高达90%，患者唾液和鼻咽分泌物中同样也存在EB病毒抗体。鼻咽癌患者唾液和血液中EB病毒衣壳抗原（VCA）和早期抗原（EA）的IgA抗体含量显著高于健康对照组。因此，利用唾液检测EB病毒抗体对鼻咽癌患者的早期筛查和辅助诊断均具有重要价值。

IgA肾病（IgAN）是我国乃至全球最常见的原发性肾小球肾炎，其特征是免疫荧光下见到以IgA为主的免疫复合物在肾小球系膜区和/或肾小球毛细血管祥沉积。sIgA是参与黏膜免疫最重要的抗体，而黏膜免疫同IgAN密切相关，近年的研究发现，sIgA在IgAN的发病中可能起着一定的致病作用，它的沉积同一定的临床肾脏病理指标相联系。IgAN患者体内存在Thl/Th2失衡，以Th2为优势，可能通过促进IgA的分泌而参与IgAN的发病。实验证明Th2可促进IgAN患者外周血单个核细胞（PBMC）分泌IgAl增多，但对IgAl的糖基化异常无直接作用。

口腔中的溶菌酶是一种非特异性的免疫物质，通过水解革兰阳性菌细胞壁中黏肽的乙酰氨基多糖而使细菌溶解，并有激活补体和促吞噬作用。因此，口腔中的sIgA和溶菌酶共同作用，起到抗感染和清除过敏原的作用。特应性皮炎患儿发作期唾液中sIgA及溶菌酶含量可能增加，从而发挥了抗感染和清除过敏原的作用。对40例特应性皮炎患儿发作期唾液中sIgA及溶菌酶含量进行检测分析，实验结果显示，婴儿期特应性皮炎发作时的口腔免疫功能可能会增强，从而发挥抗感染和清除过敏原的作用，以保护口腔及呼吸道黏膜。这种增强有可能是机体的代偿反应，随着年龄的增长和病情的演变，这种代偿作用很可能会逐渐减弱，继而出现过敏性鼻炎或哮喘。

唾液可作为牙周病诊断和监测用生物标志物的来源。唾液的分析越来越受欢迎，因为它收集起来相对简单，并包含了整个口腔牙周袋中龈沟液的很大比例。

　　口腔是病毒感染和传播的主要场所。口腔内的先天免疫系统可以预防一些感染（如口腔感染）。当人体免疫力低下或口腔黏膜破损时，单纯疱疹病毒、EB病毒和狂犬病病毒等病毒，则可感染人体并经口传播。每一种病毒感染人体后，人体会产生不同的免疫球蛋白。如前所述，利用唾液检测EB病毒抗体可以诊断EB病毒感染引起的鼻咽癌。区别于之前提到的免疫球蛋白（IgG或sIgA）总含量作为诊断疾病的生物标志物，病毒感染疾病的诊断依赖的是针对特定病毒产生的特定免疫球蛋白（即病毒特异性抗体）。其实不止EB病毒，利用唾液检测机体感染其他病毒后产生的特异性抗体，特别是唾液腺分泌的IgA抗体，可用于病毒感染及其相关疾病的早期筛查和辅助诊断。廉价而快速的唾液诊断可为许多病毒感染疾病提供筛查测试，包括艾滋病病毒、丙型肝炎病毒、流感病毒和新型冠状病毒等。唾液除了含有针对病毒蛋白的抗体，一些感染呼吸道和消化道的病毒也可以在唾液中检测到其核酸和蛋白（即抗原），如新型冠状病毒感染患者的唾液中就能检测到该病毒的核酸和抗原。唾液是非常适合即时检验（POCT）的体液样本，而POCT是指不需要固定、专用的场所（在患者近旁进行），采用可携带式分析仪器即可简便、快速得到检测结果的检测方式，如快速检测试纸。因此，基于唾液的POCT，可以居家自行检测病毒蛋白或病毒抗体，这为很多病毒感染疾病的大规模筛查和早期诊断创造了便利条件，很可能在将来发展成为病毒感染疾病的重要诊断方式。

免疫球蛋白G（IgG）亚类及其亚类缺陷病

IgG亚类的特性

IgG有4种亚类，分别是IgG1、IgG2、IgG3、IgG4（见下页图）。IgG亚类根据其在血清中的浓度高低排序进行命名，IgG1最多，占60%～70%；IgG2占20%～30%；IgG3占5%～8%；IgG4占1%～4%。因为IgG1占大多数，一旦该亚类缺乏，很容易导致总体的IgG减少，表现为低丙种球蛋白血症；相反，其他亚类的缺陷有可能表现为总体IgG在正常范围。IgG各亚类均可通过胎盘，但是IgG2通过胎盘的能力较差，所以IgG2在新生儿中的浓度偏低。儿童IgG各亚类的发育速度也有差异，IgG1在5岁时就接近成年人水平，而其余亚类至少需要到青春期后。各种亚类的半衰期也有差异。IgG3的半衰期只有1周，而其余的半衰期在3周以上。

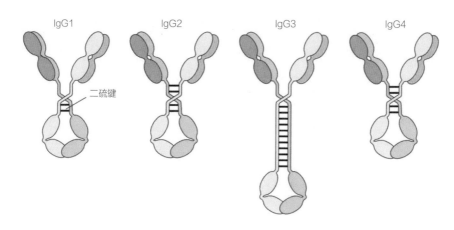

IgG的4种亚类

IgG亚类的生物学功能

IgG亚类的作用包括中和作用、调理素作用（简称调理）、补体激活作用、抗体依赖性细胞毒作用。

● 中和作用：是指IgG分子阻断病毒与细胞、毒素与靶分子之间结合的作用。IgG1和IgG3是主要的中和作用亚类。

● 调理素作用：是指抗体结合到微生物表面，以便促进中性粒细胞和巨噬细胞吞噬。抗体和补体蛋白均可以作为调理素。

● 补体激活作用：IgG具有激活补体的作用，但各亚型作用有强弱差异。IgG1和IgG3结合血清补体C1q最高效，IgG2则较弱。IgG4完全不能结合补体。

● 抗体依赖性细胞毒作用（ADCC）：即IgG与病原体抗原特异性结合后，通过IgG的"桥联"作用，促进自然杀伤（NK）细胞释放出穿孔素和颗粒酶直接杀伤病原体细胞。

各亚类的职责有差异。针对细胞多糖抗原，如肺链的荚膜抗原，主要由IgG2负责起反应；针对蛋白质和病毒抗原，主要由IgG1和IgG3负责；IgG4的功能不太清楚，可能与抗寄生虫感染等有关。

IgG亚类缺陷的定义

IgG亚类缺陷是指IgG总量正常，但是其中一种或多种亚类浓度显著下降。需要注意的是，IgG亚类缺陷是一种辅助检查结果异常，并不等于临床疾病，只有当伴有抗体功能异常和对疫苗反应不足时才可以认为是有临床意义的亚类缺陷。

选择性IgG亚类缺陷病是儿童时期最常见的免疫缺陷病之一，某些IgG亚型的异常可能与小儿严重感染密切相关。儿童及成年人IgG各亚类的正常低限（低于该值提示IgG亚类缺陷）如下表所示。但是有研究发现，可能有20%的人一种或多种IgG亚类低于低限，这就引发了IgG亚类低是否真的为原发性免疫缺陷的争论。

儿童及成年人IgG各亚类的正常低限

单位：毫克/毫升

IgG亚类	4～10岁儿童正常低限	10岁以上儿童正常低限	成年人正常低限
IgG1	2.5	3.0	3.8
IgG2	0.5	0.5	2.4
IgG3	0.15	0.25	0.2
IgG4	0.01	0.01	0.04

临床表现

　　大多数IgG亚类缺陷的患者并没有临床症状。如果有临床症状，主要表现为反复的窦肺感染，如中耳炎、鼻窦炎、肺炎、腹泻和多种皮肤感染；更严重的感染包括骨髓炎、脑脊髓膜炎和败血症。另外，亚类缺陷患者常伴发其他原发性免疫缺陷（如IgA缺陷）、特应性疾病、慢性气道疾病（哮喘等）和自身免疫性疾病。

（1）IgG1缺陷　因为该亚类在血液中浓度高，其缺陷常导致低丙种球蛋白血症，因此IgG1缺陷常归入普通变异型免疫缺陷病（CVID）。当然，CVID还需要伴有IgA和IgM减少。只有IgG1显著减少，Ig总量正常，且无显著其他亚类或Ig减少的情况下才可以诊断为IgG1缺陷。IgG1缺陷常伴有呼吸道反复感染和哮喘，因此有反复感染及哮喘的患者可能需要化验一下Ig亚类。在<5岁儿童中，IgG1缺陷可能只是婴儿期一过性低丙种球蛋白血症。

（2）IgG2缺陷　在儿童中比成年人多见，是呼吸道反复感染最常发现的原因之一。IgG2缺陷常导致肺炎链球菌（*Streptococcus pneumoniae*）、B型流感嗜血杆菌（Hib）和脑膜炎奈瑟菌感染。IgG2缺陷还与多种疾病相关，如自身免疫病、其他原发性免疫缺陷等。

（3）IgG3缺陷　成年人多见，有时会合并IgG1缺陷，该亚类缺陷常导致卡他莫拉菌（*Moraxella catarrhalis*）和化脓性链球菌（*Streptococcus pyogenes*）感染。

（4）IgG4缺陷 在一般人群中多见，但多数无症状。IgG4缺陷与多种其他疾病相关，包括生长激素缺乏、过敏性结肠炎和唐氏综合征等。

辅助检查

● 辅助检查包括：血常规，免疫球蛋白，IgG亚类，白喉类毒素、破伤风类毒素、Hib和肺炎链球菌等多糖抗原和蛋白质的抗体滴度，总补体溶血活性（CH50）和补体旁路溶血活性（AH50）。

注意：IgG亚类如果偏低，最好2～4周后复查一次。

● 抗体功能测定：通过检测以前接种过的疫苗抗体滴度来判定。如果抗体滴度不在保护范围，则需疫苗激发试验，即测定疫苗接种前后的抗体滴度。疫苗激发试验有利于判定亚类缺陷是否有临床意义。疫苗激发试验可以选用肺炎链球菌疫苗，在接种4周后测定抗体。

诊断、治疗和预后

IgG亚类缺陷的诊断（必须具备3点）：

①反复窦肺感染史。

②IgG亚类减少且IgG总量正常。

③抗体应答不足。

IgG亚类缺陷的治疗策略：

①如果发现接种多糖疫苗无效，可以选择结合疫苗。

②积极治疗哮喘、变态反应性鼻炎等疾病，可降低窦肺感染概率。

③静脉或皮下给予IgG补充治疗。

IgG亚类缺陷的预后：

多数儿童到6岁时可缓解，否则可能成为终身性问题。如果一开始就是某亚类完全缺乏，则恢复可能性不大。

免疫球蛋白与过敏性疾病

近几年我国过敏性疾病的发病率有上升趋势。如前所述，异常的、过高的免疫应答会引起超敏反应，导致过敏性疾病，包括食物过敏、特应性皮炎、过敏性鼻炎和过敏性哮喘等。超敏反应与机体产生过多的免疫球蛋白有关，

IgE通常介导的是速发型超敏反应，而IgG介导的属于迟发型超敏反应。因此，临床上血清IgG和IgE检测也常用于过敏性疾病的辅助诊断。过敏原常用检测方法有抽血化验检测血清过敏原；以及皮肤点刺试验，即在皮肤上针刺后点药水观察皮肤过敏反应。

（1）血常规　血常规正常参考值为（0.02～0.52）×10^9个细胞/升，高于这个区间为嗜酸性粒细胞增高，提示有过敏性疾病可能。

注意：其他如寄生虫感染等也会导致嗜酸性粒细胞增高。

（2）血清特异性IgE（sIgE）检测　该项目就是经常说的过敏原检测。血清sIgE水平越高，患者对相应过敏原发生过敏反应的可能性越大，但并不能反映症状的严重程度。吸入性过敏原（如花粉、粉尘和尘螨等）的阳性检测结果参考价值较大，而食入性过敏原（如牛奶、虾、坚果等）的阳性检测结果中假阳性结果偏多。与皮肤点刺试验相同，血清sIgE检测阳性，仅代表致敏状态而不一定出现过敏的临床表现，即不可以仅靠这个化验结果就直接推断对某种东西过敏。

（3）血清特异性IgG（sIgG）检测　这是近几年在国内外兴起的检测项目。sIgG代表调节性T细胞激活后出现的免疫耐受，并非过敏反应的标志。我国的《儿童过敏性疾病诊断及治疗专家共识》及国外相关指南均认为，不能单纯基于sIgG和IgG4抗体滴度检测诊断过敏性疾病，不能将sIgG和IgG4阳性作为食物规避或药物治疗的依据。

（4）皮肤点刺试验　是诊断过敏的方法之一，其灵敏度较高，即试验比较灵敏，容易检测出阳性结果。目前，该试验一般用于脱敏治疗前的再次确认过敏原。

①反复窦肺感染史。

②IgG亚类减少且IgG总量正常。

③抗体应答不足。

IgG亚类缺陷的治疗策略：

①如果发现接种多糖疫苗无效，可以选择结合疫苗。

②积极治疗哮喘、变态反应性鼻炎等疾病，可降低窦肺感染概率。

③静脉或皮下给予IgG补充治疗。

IgG亚类缺陷的预后：

多数儿童到6岁时可缓解，否则可能成为终身性问题。如果一开始就是某亚类完全缺乏，则恢复可能性不大。

免疫球蛋白与过敏性疾病

近几年我国过敏性疾病的发病率有上升趋势。如前所述，异常的、过高的免疫应答会引起超敏反应，导致过敏性疾病，包括食物过敏、特应性皮炎、过敏性鼻炎和过敏性哮喘等。超敏反应与机体产生过多的免疫球蛋白有关，

IgE通常介导的是速发型超敏反应，而IgG介导的属于迟发型超敏反应。因此，临床上血清IgG和IgE检测也常用于过敏性疾病的辅助诊断。过敏原常用检测方法有抽血化验检测血清过敏原；以及皮肤点刺试验，即在皮肤上针刺后点药水观察皮肤过敏反应。

（1）血常规　血常规正常参考值为（0.02～0.52）×10^{9}个细胞/升，高于这个区间为嗜酸性粒细胞增高，提示有过敏性疾病可能。

注意：其他如寄生虫感染等也会导致嗜酸性粒细胞增高。

（2）血清特异性IgE（sIgE）检测　该项目就是经常说的过敏原检测。血清sIgE水平越高，患者对相应过敏原发生过敏反应的可能性越大，但并不能反映症状的严重程度。吸入性过敏原（如花粉、粉尘和尘螨等）的阳性检测结果参考价值较大，而食入性过敏原（如牛奶、虾、坚果等）的阳性检测结果中假阳性结果偏多。与皮肤点刺试验相同，血清sIgE检测阳性，仅代表致敏状态而不一定出现过敏的临床表现，即不可以仅靠这个化验结果就直接推断对某种东西过敏。

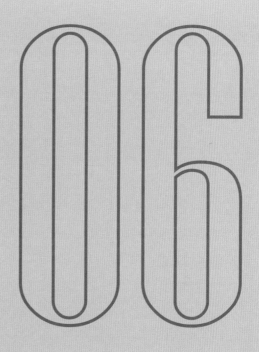

唾液检测
与大健康

唾液检测的最终目标是为口腔疾病和系统性疾病
提供快速、无创的检测方法。

——王大卫（美国加利福尼亚大学洛杉矶分校教授，唾液检测开拓者）

一

大健康产业

大健康包括人的衣食住行、生老病死，从一颗"受精卵"到"临终关怀"的呵护，涵盖人的全生命周期的健康维护。国务院印发《"健康中国2030"规划纲要》（2016年第32号）的纲领性文件，提出将"健康中国"上升为国家战略，要求建立体系完整、结构优化的健康产业体系，形成一批具有较强创新能力和国际竞争力的大型企业，使健康产业成为国家支柱型战略产业。

目前，广大业界正积极围绕着健康产业布局与发展，可以说是百花齐放、万家争鸣。不同企业对于大健康产业未来的发展方向可能存在着些许不同的理解和看法，进而会选择或侧重大健康产业的某个细分领域。但对于重大疾病"防患于未然""治未病"的预防以及"早发现，早治疗"的早期诊断等策略表现出一致的认同感。而唾液检测的诸多优势（如无创、便捷、快速等），无疑在大健康方向有着开拓性、前瞻性的布局需求。

我国自古针对唾液的研究，更多的是中医学范畴。如"金津玉液""饮入于胃，游溢精气，上输于脾，脾气散精。上归于肺，通调水道，下输膀胱，水精四布，五经并行""日咽唾液三百口，一生活到九十九"。当然，近些年随着对唾液的成分组成、性质、作用有了全新的研究，特别是新型冠状病毒肺炎疫情防控期间积极研发的基于唾液的新型冠状病毒检测（包括核酸、抗体和抗原检测），更是将唾液检测推向了疾病早期诊断和个人健康管理的新高度。

病毒的特点是形态非常之小，在普通的光学显微镜下是看不到的。新型冠状病毒核酸检测的原理主要是依据每一种病毒的核酸都是不一样的，有特定的核酸序列（DNA或RNA）。新型冠状病毒的主要感染部位在呼吸道系统，如肺、气管、咽喉、鼻、口腔等，通过从病毒感染部位提取样本，根据新型冠状病毒特有的基因序列，就能检测出人体是否感染新型冠状病毒。检测流程通常是采用咽拭子、鼻拭子将咽黏膜、咽黏液、鼻黏膜、鼻黏液的病毒核酸进行荧光定量PCR，把单个病毒基因序列扩增。如果是带有病毒的样本，就会检测出荧光信号，检测结果就是新型冠状病毒核酸阳性。如果是没有病毒感染的样本，因为没有靶基因的扩增，就检测不到荧光信号，检测结果就是新型冠状病毒核酸阴性。

在新型冠状病毒肺炎疫情防控期间，很多国家及其科研机构投入到基于唾液的新型冠状病毒检测方法的研发（见下图及下页表），这极大推动了唾液检测技术的发展。

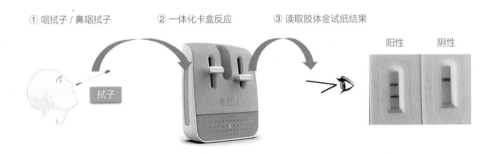

① 咽拭子 / 鼻咽拭子　　② 一体化卡盒反应　　③ 读取胶体金试纸结果

阳性　　阴性

拭子

清华大学刘鹏团队研发的检测卡

2020—2022年与唾液检测新型冠状病毒
相关的论文发表数量及排名

排名	国家或研究机构			
	国家	国家文章数 / 篇	机构	机构文章数 / 篇
1	美国	322	美国伊利诺伊大学	25
2	中国	71	香港大学	22
3	意大利	64	巴西圣保罗大学	20
4	巴西	59	香港大学玛丽医学院	17
5	德国	56	美国约翰斯·霍普金斯大学	15
6	加拿大	49	美国哈佛大学医学院	14
7	日本	49	美国埃默里大学	13
8	英国	48	意大利米兰大学	12
9	西班牙	36	美国疾病控制与预防中心	11
10	法国	34	加拿大麦吉尔大学	11

　　同样的检测原理在妇女"早早孕"验孕棒的自我检测中已得到广泛地应用，即通过检测线T和质控线C的"两条杠"来检测尿液中的人绒毛膜促性腺激素（hCG），从而判定是否怀孕。如果两条线均出现红色线条，即为阳性；如果只出现质控线C为红色，检测线T为空白，即为阴性。"早早孕"验孕棒具有很多优势，如方便快捷、省时省力，可以实现居家自我检测，更好地保护个人隐私信息，等等。

目前，全球首个唾液孕检试剂盒即将上市销售。与传统的尿检方式相同，唾液孕检试剂盒的检测目标也是hCG，但唾液检测在便利性等用户体验上有一定的优势。

全世界范围应用咽拭子、鼻拭子和唾液开展新型冠状病毒快速检测工作，使得唾液检测的可实时采样、方便快速、无创伤、实用性、可控性等优势得到充分表现，势必影响并带动唾液检测更上一层楼。

当然，单纯的阴性或阳性的检测结果可最快速度地让受试者知晓检测结果，但如果把工作从定性进一步推进到定量，即以数字化读数显示病毒含量或hCG含量，受试者将得到更丰富的信息。如新型冠状病毒的抗原定量检测可以获得新型冠状病毒的病毒载量、"早早孕"验孕棒的hCG定量检测可以预估受孕期以及是否正常怀孕等，这些都是值得深入研究的课题。

唾液免疫球蛋白检测

如前所述，唾液免疫球蛋白在维持口腔和机体健康中发挥了重要功能。唾液免疫球蛋白通过封闭病原体微生物表面与细胞结合的位点，降低病原体微生物毒力，灭活细菌、真菌、病毒及其有害物质，抑制病原体微生物及其有害物质对黏膜的黏附，这种表面免疫排斥是机体的一种重要免疫机制，用来阻止病原体微生物对潜在组织的入侵，形成口腔黏膜和牙齿的第一道防御屏障。再经过后续的抗原呈递、溶菌等过程，免疫细胞将产生细胞因子，从而将抗菌、抗病毒免疫反应的信号进一步放大。免疫球蛋白还可催化嗜中性粒细胞产生的活性氧转化为臭氧，大大提高免疫球蛋白的杀菌作用。此外，免疫球蛋白还可中和病毒、毒素、酶等活性抗原，使其失去活性，避免黏膜上皮细胞损伤和口腔炎症的发生。

唾液既维持口腔和机体健康，又反映口腔和机体健康。鉴于唾液免疫球蛋白在唾液中的重要作用，可进一步细化为唾液免疫球蛋白既维持口腔和机体健康，又反映口腔和机体健康。因此，唾液免疫球蛋白含量是反映口腔和机体免疫力的重要指标之一。唾液免疫球蛋白主要包括sIgA和IgG，其中sIgA占唾液免疫球蛋白总量的90% ~ 98%，由于唾液sIgA直接来源于口腔唾液腺，唾液sIgA更倾向于反映口腔健康。IgG占唾液免疫球蛋白总量的1%～10%，唾液IgG与血清IgG同源，更倾向于反映机体健康。

针对唾液免疫球蛋白的检测研究，仅停留在阴性与阳性的解读是没有实际意义的，因为人体每天都产生免疫球蛋白（包括唾液免疫球蛋白），所以定性试纸的检测结果都应该是阳性。其次，唾液含有sIgA、IgG和IgM等多种免疫球蛋白，一旦出现"望梅止渴"的条件反射调节，就会迅速分泌大量唾液，导致某些种类的免疫球蛋白浓度大大降低（如sIgA）。而IgG来源于血液，在无刺激条件下分泌的唾液和刺激条件下分泌的唾液中浓度基本保持不变，因此，唾液IgG总量的快速检测可广泛应用于居家自检来了解自身免疫力，并用于IgG异常相关疾病（如抗体缺乏症、免疫缺陷综合征和自身免疫性疾病等）的初步筛查。而检测唾液中的病毒特异性免疫球蛋白（sIgA和IgG），则可为病毒感染疾病的早期筛查和诊断提供重要依据。

IgG约占血清中免疫球蛋白总含量的75%，具有抗病毒、抗菌和免疫调节作用，特别在免疫调节方面作用突出。由于免疫球蛋白的主力是IgG，免疫球蛋白含量低往往表现为IgG含量低，导致人体免疫力下降。然而，IgG含量升高亦不是美事一桩。研究证明，自身患免疫疾病以及体内有炎症时，血清IgG浓度均会升高。运动也可以促进免疫球蛋白增高，通常在平静后2～3小时才能恢复正常。

唾液中的免疫球蛋白，主要为唾液腺局部的浆细胞产生的sIgA，以及经由血液渗入的IgG和IgM；每毫升唾液中IgA、IgG与IgM的含量分别为140微克、16微克和4微克，大约为其在血清中浓度的1/10、1/800和1/400。

唾液检测的一个痛点：血清中的免疫球蛋白，其数值相对恒定；而唾液受环境（食物、微生物）、呼吸系统和消化系统（肺、气管、咽喉、口腔、鼻腔、牙床）等直接影响，稍有不适或病候，特别是有局部炎症时，其数值与血清数值不吻合，这也是目前医疗系统不支持唾液作为临床检测的主要因素。

需要看到的是，唾液检测的优势是不可替代的，特别是针对人类亚健康方面的自我评估。以血清IgG检测为例，通常医院体检报告（包括病检报告）中IgG的参考指标为7～16毫克／毫升。如此，远低于7毫克／毫升或者远高于16毫克／毫升可能和某种免疫系统疾病有关。但这也容易忽略了接近IgG 7毫克／毫升或接近IgG 16毫克／毫升数值的亚健康群体"防未病"或"治未病"的需求。

在采集了近300份志愿者唾液及其健康信息后，研究者测定了他们的唾液IgG含量，并将唾液IgG含量和健康状况进行了相关性分析。结果显示，唾液IgG＜7毫克／毫升的通常表现易感冒、易被传染，而唾液IgG＞16毫克／毫升的通常具有身体炎症的表现。

长期熬夜、失眠或过度劳累会导致自身免疫力下降。如果只是因为失眠而无疾病症状，便去医院检测IgG是否升与降，很多人会觉得没有必要，同时采血又要忍受生理疼痛、心理紧张和感染风险。而长期的"三高"人群以及口腔溃疡和易疲劳体质人群，也会关心自身免疫力表现如何，并寻求快速、便捷的免疫力检测方法。

所以，唾液中IgG的检测显得很重要。唾液中IgG检测的优缺点都很明显。优点在于不受时间、区域、环境等影响，可快速、便捷地反映出身体的免疫力，并根据检测结果及时采取相应的调理或医疗介入手段。缺点在于唾液受口腔环境和呼吸系统等因素影响，稍有呼吸系统的炎症反应就会发生唾液IgG与血清IgG数值的偏离。然而，唾液检测目前来说还是一个相对较新的领域，随着唾液检测技术和理念的快速发展，这看似无法调和的矛盾可能会在不久的将来找到完美的解决方案。

中医的"上火"是具有中国特色的医学用词。中医认为人体阴阳失衡，内火旺盛，即会"上火"。具体症状表现为眼睛红肿、口角糜烂、尿黄、牙痛、咽痛等。"上火"在干燥及连绵湿热天气时更易发生。这似乎与西医中的"炎症反应"异曲同工。

郭培明团队在长三角地区，特别是在科技部和上海市政府指导下举办的"2021全球技术转移大会"期间，通过唾液IgG检测的实践，发现唾液免疫球蛋白的增高现象，正是中医中的"上火"症候，如咽喉炎、气管炎、口腔溃疡、牙周炎；并且在每年6月20日之后，长江中下游地区气温逐渐升高，梅雨气候、盛夏气候的到来，使得唾液免疫球蛋白增高的人数比例明显增加，客观上也验证了所谓湖南人、广东人容易"上火"的气候性因素，导致唾液中免疫球蛋白增高的"易上火"亚健康现象。更令人鼓舞的是，该团队运用唾液免疫球蛋白分析试纸，并结合唾液免疫球蛋白分析读数仪，利用数字化分析出20～40岁成年人的睡眠障碍在免疫力影响方面的数值，从而有效证明了睡眠确实与免疫力息息相关的结果。也就是说，血常规检验是正常数值的轻度或中度失眠者，在唾液IgG检测中则出现免疫力有所下降的亚健康现象。重度失眠者，往往发生了口腔溃疡、咽喉炎、牙周炎，而显示出"易上火"亚健康现象。纵观中医调理，轻度与中度失眠者宜安神补觉为主，重度失眠者应清火安神为主。中西医结合，在唾液免疫球蛋白检测过程中可以取得很好的结合点，只是这个"点"尚须扩大样本量后做进一步验证。

叶泉团队在中老年群体中应用唾液IgG检测，初步发现了唾液IgG与人体寿命相关的规律。有部分80～90岁的老年人，其唾液IgG检测表现出非常好的数值，对应血清IgG的数值在10.0～11.5毫克／毫升。追踪这个数值的老年人，发现了几个共同点：

（1）适当的基础营养　合理的饮食结构和营养摄入是老年人健康的基础，可以增强免疫力，预防疾病。适当摄入牛肉、羊肉等瘦肉，以及鸡蛋、牛奶、豆制品等，可以补充人体需要的优质蛋白质；注意补充钙来应对老年人

的钙质流失和容易出现的骨质疏松症；还要通过食用新鲜
蔬菜和水果等来补充维生素和微量元素。

（2）心理素质稳定　平易近人，与世无争，幸福指
数高，攀谈中总是流露着享受国泰民安的美好。

（3）整洁卫生，朴素中尽显性情美　这个数值的老
年人似乎与邋里邋遢绝缘，不但衣服整洁，口腔卫生也做
得较好。

（4）运动适当，体形偏瘦　80～90岁而表现血清IgG
为11.5毫克/毫升左右的老年人，运动强度不大，适度而
有规律，如每天散散步。

事实说明：中老年人群要追求"健康+长寿"应该是
适当的基础营养、十分满意的幸福度与性情美，以及个人
卫生整洁、适量运动四要素。

老年人的生活其实就应该简单、卫生，脾气急躁、身
材肥胖以及运动过度等，其实都在过度消耗自身的免疫
力。所以，中医学"上火"应对着脾气暴躁、肥胖、运动

过度、上呼吸道系统局部不适或炎症反应，可能会在唾液IgG检测中表现为高于正常值水平。

徐明灶团队在针对婴幼儿唾液IgG检测中发现5岁以下的婴幼儿，其唾液IgG总在3～7毫克／毫升，即使感冒、发炎时其唾液IgG含量均未达到成年人的7～16毫克／毫升标准，这可能是因为婴幼儿自身免疫功能尚未健全。

哈尔滨医科大学孙玲娣主任医师给出的儿童IgG的参考值如下：

儿童免疫球蛋白的参考值

年龄段	血清 IgG 数值 /（毫克 / 毫升）
新生儿	6.6 ～ 17.5
3 个月	2.0 ～ 5.5
6 个月	2.6 ～ 6.9
1 岁	3.6 ～ 9.5
2 岁	4.7 ～ 12.3
4 岁	5.4 ～ 13.4
6 岁	5.9 ～ 14.3
8 岁	6.3 ～ 15.0
12 岁	7.0 ～ 15.5
16 岁	7.2 ～ 15.6
18 岁	7.3 ～ 15.5

　　追求健康、追求长寿在国运昌盛的现实社会中，已经是公众所需求，也是国家所倡导。而健康的第一要素即免疫力。

　　运用唾液IgG检测读数，能够更优质地把"防未病""中医调理""心理因素调理""适当运动""补充睡眠"等措施落实到点到位。从而起到"健康+长寿"的推动作用，并且会有事半功倍的可能。

　　目前，将唾液IgG检测应用在亚健康评估和预检方面，是非常好的发展方向。正如交警执行任务中使用酒精吹气仪，酒驾检查中的吹气检测只能算是预检，酒驾的法律定性依据依然是采血检验数据，但吹气检测中所表现的时间成本、检测成本、方便性、安全性、卫生性等优势是刚性需求；唾液IgG检测也将在这些方面尽显优势。

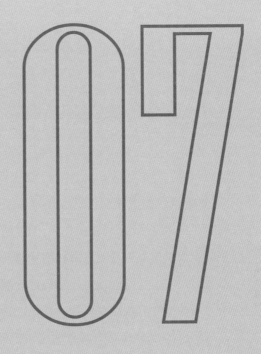

唾液免疫球蛋白检测：
关注亚健康

健康状况的恶化程度可以用抗体水平来衡量。

——汤姆·奥布莱恩《免疫革命》

　　"健康状况的恶化程度可以用抗体水平来衡量。有的人可能在抗体水平轻微升高时即有明显的症状，而有的人即使抗体水平很高也可能没有任何症状。但是，这两种情况都会出现在疾病发展谱上，它们都会继续发展，直到被诊断为某种慢性或致命性疾病。所以说，不管你是否有症状，只要抗体水平升高，就会加速组织的退化。"这段话来自美国医生汤姆·奥布莱恩凝练30年国际免疫学权威临床经验、用于指导自身免疫性疾病患者重返健康的畅销书《免疫革命》。这同时也反映了通过监测免疫球蛋白水平来了解自身健康状况（健康、亚健康或疾病的某个阶段）的重要性。免疫球蛋白的变化，是免疫疾病和其他系统性疾病病变过程中的一个结果，也是我们了解自身健康状况，进而通过自我调理和医疗介入等手段重返健康的起点（见下页图）。

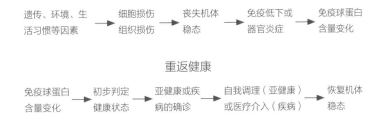

免疫球蛋白的变化，既是疾病发生过程中的一个阶段性终点，也是重返健康过程中的起点

广泛的市场应用前景

家庭健康的需求

用自己的唾液进行唾液中IgG定量检测，从而掌握自身及家庭成员的免疫力动态水平，势必成为今后非常常见的情景。

当自己或家庭成员的唾液IgG明显偏低时，建议采用滋补的个性化调理方案，除了保障基础营养，可以选择滋补类的中药（如党参、黄芪）、优质蛋白质（如胶原蛋白）。唾液IgG数值偏低的人群也不必悲观，通过调整适当的基础营养，如补充鱼胶、猪爪胨等鲜美食物中富含的优质蛋白质，再增加充足的户外运动，保持平和心态和乐观情绪，机体的免疫力也会恢复正常。

特别是当最近一段时间出现易感冒、易失眠、易拉肚子的亚健康状态时，居家检测一下唾液IgG，就有了是否需要抗生素的概念了，更有了是否需要选择滋补类、温补类、理气类、清淡类的食疗方案的判断。

当自己或家庭成员IgG明显偏高时，建议采用清淡的个性化调理方案。比如泡些清凉、清火类凉茶，收敛易冲动的坏脾气，保持口腔卫生。

特别是当最近一段时间出现易冲动、易发脾气、易口腔溃疡、易上火的亚健康状态时，那么居家检测一下唾液IgG，帮助选择满足自身需求的食疗方案，如以绿豆汤的温和降火，或者是金银花茶的消火。当唾液IgG＞21微克/毫升时，需要考虑上呼吸道系统有炎症（血清IgG＞16.83毫克/毫升时归类疾病管理；唾液由于上呼吸道系统的局部性、复杂性，即使唾液IgG＞30微克/毫升时仍应归类亚健康管理）。得益于唾液IgG检测的家庭化应用，检测人群可以根据检测结果有针对性地进行自身健康管理和调理，如泡点金银花类凉茶降火，或去医院确认可能的炎症或IgG异常相关疾病。最终通过便捷的早期筛查实现早调理、早治疗，从而及时恢复个人健康。

举例来说，有些人或是熬夜辛苦工作，或是连续麻将桌上的兴奋，导致身体疲惫，免疫力骤降，给予了病原体趁虚而入导致感染疾病的机会。如果这个时候任凭自我感觉继续坚持，可能会出现重大的健康问题。而如果这个时候家里人拿出你的唾液IgG检测数据，用量化指标说明免疫力不足，大概率会说服你"是时候休息了"，从而可以避免透支体力，及时止损免疫力。特别是随着手机App、微信小程序读取唾液IgG试纸数值的开发成功，其"科普+科技+专利+手机应用的趣味性"的重叠让唾液IgG检测变得更加便捷和亲和，使得居家自检的唾液IgG检测试剂盒在将来可能如家庭医用保健箱一样成为家庭标配。

随着科研的更进一步深入，假如把唾液IgG、唾液葡萄糖检验、血压读数导入同一个程序中显示，那么"唾液IgG（免疫力）+唾液葡萄糖+血压"的家族健康预警体系的建立指日可待。

家庭医生的应用

我国正在逐步推进家庭医生体系。作为签约的家庭医生，不应该只是在医疗范围内给予客户建议，更应该前置于非治疗性质的讲解与推介。当今，全国老龄化问题日趋严重，以及老年病年轻化，居家养老的新观念。家庭医生签约服务中的"优先就诊服务"不应该被解读为"上门医疗"。因为家庭医生更多面向的是亚健康管理中的非疾病管理，家庭医生只服务于上门诊疗或家庭病床，可能会造成社会资源的极大浪费。

而在亚健康管理方面，目前存在的一些问题包括：

（1）缺乏国家政策性寻引　例如咳嗽，家庭医生的职权是开具止咳、消炎的药品，而没有配给金银花含片、草珊瑚含片的职权。

（2）缺乏有效的工具　医院有数不清的检验项目与设备，而家庭医生上门服务时只有听诊器、体温计、血压仪、血糖仪，假如客户咨询家庭医生近期应采用什么食疗方案时，往往无从回答、解惑。如果给上门的家庭医生配备唾液IgG检测工具，那么结合自身的医疗技术、健康管理与实践经验，即可明确告知客户近期适合滋补类、温补类、理气类、清淡类或清火类等食疗方案，可以使中国的"食补胜过药补"的概念得到极致发挥。理论与实践证明：家庭医生应该具备及掌握亚健康调理的知识，使用唾液IgG便捷检测是较好的选择；同时可在正确评估亚健康及减少滥用抗生素方面起到积极的作用。

（3）药店（零售行业）的应用需求　客户去药店购买产品，基本上都存在各式各样的小问题，特别是存在亚健康方面的疑惑。此时，如果可以给客户提供唾液IgG检测的免费或有偿服务，一是可以针对性较好地配给需要的产品；二是符合可控性避免滥用抗生素的国家要求；三是可更好地带动本店的服务口碑。可谓一举多得，利国利民。

（4）中医馆的应用需求　中医有望、闻、问、切四大基本功。望是观察病人的情况，面色、舌苔、表情、津液；闻是听病人的声音，如咳嗽、喘息，以及病人的口臭、体臭等气味；问是询问病证及所感到的症状等；切是用手诊脉，以及触碰病人查看有没有痞块。其中望、闻均与病人的口腔变化相关。中医的功力是长年累月的经验积累，没有三四十年的固守很难成为名中医师。而经历了三五年积累的年轻中医师，在研习西医的免疫学及IgG后，应用唾液IgG数据，再经望、闻、问、切的中医诊疗，其处方自然会妙笔生花。因为是否该滋补、温补、理气、清淡、清火，皆有据可依，自然棋高一筹。

唾液免疫球蛋白检测的样本规范

随着唾液IgG检测的科研展开，其应用前景犹如一扇明窗的打开，前景广阔。不仅可用于针对自身以及家庭成员的健康与亚健康评估，而且可以结合其他的检测项目，评判系统性疾病。

唾液IgG含量大约为血清IgG含量的1/800，唾液IgG的定量检测需要更高的检测灵敏度。因此，除了关注科技创新成果的突破，更需要严谨的工作态度及规范化操作。具体如下：

（1）唾液样本以唾液腺分泌的纯净、稀薄液体为佳。

（2）唾液样本取样前5分钟不要喝水，防止口腔外来水分残留。

（3）唾液样本不应该咳出来，咳出来的液体带黏膜、黏液、痰性，这类样本受上呼吸道局部因素影响，其结果必然会呈现炎症反应的数值偏高。

（4）如果刷牙时带血色样，应该间隔6小时以上再取样，因为样本中带有血清，再加上800倍高敏感性检测，结果必然是不准确的。

（5）根据目前研发的采用0.1毫升唾液样本的要求，需要采集唾液原液0.5毫升以上，以用于后续的提取上清液、定量样品和稀释样品等步骤。

（6）提取上清液　将含有0.5毫升唾液原液的带刻度离心管用力摇晃30次以上，或用小型离心机离心半分钟，然后提取唾液上清液，以去除唾液中可能含有的食物残渣、牙垢等沉淀。

（7）定量样品　用双气囊吸管吸取0.1毫升唾液上清

液，注意不要吸取唾液气泡，以避免唾液气泡对定量准确性的干扰。

（8）稀释样品　将双气囊吸管中的0.1毫升唾液上清液挤出并加入到稀释瓶（注意：多推挤几次，尽量不让吸管管壁残留），之后用力摇晃稀释瓶，尽量使唾液与稀释液混匀。

（9）由于剧烈运动会影响IgG含量，如果采样前刚好剧烈运动，应该休息2小时以上再取样。

（10）辛辣、高热能食品摄入者，在2小时内唾液IgG的检测数值可能出现易上火特征的偏高数值。

（11）"香烟危害健康"，似乎每个烟盒都有该警示语。60%以上的吸烟者在唾液IgG检测过程中，出现数值偏高。数字化明确了吸烟者有局部上呼吸道炎症的表现。

（12）酒精对IgG生物活性有影响，在唾液IgG检测中可遇到试纸反应线颜色变淡。将唾液原液与稀释后的反应

液用离心机离心，可以使试纸反应线变得清晰一些，读数
更准确。

（13）唾液稠度高，影响试纸的渗透性与唾液IgG的
运动性，非常有必要使用离心机进行匀质。

在运动前后，以及其他行为前后的分别进行唾液IgG
检测，虽然多一些经济支出，但有助于了解和建立适合自
身健康的生活方式，符合了现代社会"健康+长寿"的需
求。唾液IgG自助式检测，可以做得到"健康+科技+专利+
便捷+趣味"的聚合。

唾液免疫球蛋白检测的健康信息

在进行唾液IgG检测的过程中，应谨记免疫球蛋白含
量（包括血液、唾液及其他方面）不是特别稳定的物质，
跟人体的血压类似，受气候、情绪、饮食、睡眠等因素影
响而变化。但是，如果因为不稳定因素的存在而放弃对自
身健康进行评估，则是一种不积极的生活方式。

由于上呼吸道的局部感染等因素的复杂性，现阶段不建议将唾液IgG的定量检测作为临床治疗性质的参考依据。使用该工具的个人与单位应该是大健康的追随者，是食疗、理疗、运动养生文化的实践者。

　　针对某发明专利产品的研发过程中，用采集到纯净的唾液腺分泌的唾液IgG与血液IgG检测进行对比实验，证明了唾液IgG检测的可信服性。如下图所示。

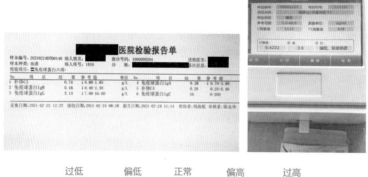

	过低 （免疫力低下）	偏低 （亚健康）	正常 （健康）	偏高 （亚健康）	过高 （炎症/上火）
唾液IgG含量 （微克/毫升）	9.1	12.5	17.6	21.0	
大约对应血清IgG含量 （毫克/毫升）	7.3	10.0	14.1	16.8	

唾液IgG与血液IgG含量检测对比实验显示二者呈正相关

　　如下页表所示，当唾液IgG＜9.1微克/毫升时，表明

基于唾液IgG含量的健康评估

单位：微克／毫升

唾液 IgG 数值	健康评估结论
<9.1	过低，免疫力低下
9.1 ~ 12.5	偏低，亚健康
12.5 ~ 17.6	正常范围，健康
17.6 ~ 21.0	偏高，亚健康
>21.0	过高，易上火体质或伴有炎症

自身免疫力（抵御疾病的能力+预防疾病的能力+清除废弃物质的能力）已处于低水平阶段，易感冒，易被传染，易发生并发症。长久发展，由于免疫监视中欠缺发现自身异变细胞的能力和及时清除废弃细胞的能力，所以除了身体变得衰弱，也极易造成癌细胞滋生与着床。

当唾液IgG在9.1～12.5微克／毫升区间时，虽然是正常参考数值，也没有疾病管理方面的需求，但该数值已提示是免疫力下降过程中的亚健康群体。特别有意思的是，年轻的失眠者的唾液IgG检测数值基本处于这个区间。由此可以惊奇地发现，自己的精神状态似乎良好，为什么在检测中表现这个亚健康数值呢。长期以来，人们只是口头说失眠影响免疫力，而该课题真实论证了"失眠会影响到自身免疫力"。

经过近2000例不同人群唾液IgG检测统计，唾液IgG检测数值在12.5～17.6微克／毫升范围（换算成血清IgG检测数值为10.0～14.5毫克／毫升）的群体占比约是30%。处于这个数值范围的人群只需要保持现有的生活方式即可。

数值在17.6～21.0微克／毫升的，基本上是容易上火的亚健康群体。但是，换算成血清IgG的数值差不多是在14.10～16.83毫克／毫升，属于IgG正常范围。

数值＞21.0微克／毫升的人群，提示可能伴有炎症反应，即需要疾病管理。唾液IgG检测过程中，似乎这类容易上火的亚健康群体要大于免疫力下降的亚健康群体（即唾液IgG检测数值为9.1～12.5微克／毫升），这可能是机体的一种正反馈机制，即口腔、呼吸道等部位在感染病菌后，免疫系统通过持续产生免疫球蛋白来应对病菌感染，导致唾液免疫球蛋白含量大幅超过正常上限。唾液免疫球蛋白总量偏低提示免疫力低下，但唾液免疫球蛋白总量偏高不是提示免疫力超强，而是同样反映了免疫系统的异常，并且可能处于口腔、呼吸道等部位的感染期或康复期，或是伴有免疫系统疾病（如系统性红斑狼疮、类风湿性关节炎等自身免疫性疾病）。

当全程规范操作过程，但唾液样本在试纸反应中显示的线条不明显时，应考虑自身IgG的生物活性表现，特别建议受检者增加运动，增强体质，激发活力。

唾液免疫球蛋白的数值读取

唾液IgG的定性检测，即获得阴性或阳性结果的检测，在研发过程中相对来说不难攻破。IgG在每个人的唾液中都存在，定性检测意义不大，因为每个人都应该显示阳性。假如唾液中IgG出现阴性的检测结果，那只能说明检测试纸失效或操作不规范。艰难的工作是唾液IgG的定量检测，难点在于：首先，国内外对唾液IgG定量检测的研发尚处空白；其次，唾液IgG含量远低于血清中的IgG含量，对检测敏感度提出了更高要求；另外，如何将检测条带的深浅（灰度）转换为直观的数值读取方式也有待研发。经过浙江师范大学计算机科学与技术学院韩建民、叶荣华教授团队和光学仪器厂的共同努力，唾液IgG的光谱读数系统和手机读数系统终于研发成功。

光谱读数系统

光谱读数的原理在于：对被测试纸条中的线性进行高精度的光学扫描，获得试纸线性的光学数据，采用过彩样技术、数字滤波技术、图像数字处理和分析技术，对金标试纸条的检测线（T线）和质控线（C线）进行分析，并根据试纸条灰度和IgG梯度稀释标准品浓度建立标准曲线和计算公式，将唾液在检测试纸上T线相对于C线的灰度转换成IgG的浓度，并执行数据存储、数据显示和数据打印等功能。读数设备主要由主机、触摸显示屏、微型打印机、试纸检测口、通信接口等零件部件组成。光谱读数系统具有以下特点：

（1）人性化设计的操作按钮、按键，避免按键、按钮误操作。

（2）7寸触摸显示屏，显示界面的设计更加人性化，操作更简洁、方便。

（3）显示屏内的各项参数设置简洁明了、易操作。

（4）机器内置软件，专用于配套检测试纸，软件可以随时通过客户计算机更新和升级。

（5）软件界面可定制中文或英文。

（6）智能识别检测线和质控线。

（7）内置热敏打印机，可外接二维码扫描器。

（8）带U盘存储，可使用二维码导入标准曲线。

（9）配套计算机定标软件，计算机和仪器可以进行数据通信、数据分析和结果统计等。

（10）无线数据通信　可远程存储分析数据，并进行数据统计，可执行远程定向导入标准曲线等功能。

手机读数系统

我国人口基数庞大，青年和中年人肩负着工作压力、家庭和社会的多重责任，亚健康已不再是中老年群体的专属，而是呈现出年轻化趋势。研发高效的、便携的、使用户能够居家自检的唾液IgG检测技术，可以满足用户自我评估当前健康或亚健康状态的迫切需求。

手机读数的流程主要包括图像采集、图像预处理、图像特征提取和图像识别四个部分。

图像采集部分通过手机相机获得试纸图像，经前端技术实现图像放大、旋转和裁剪等操作，最后将理想的试纸图像上传后端进一步处理。

图像预处理是最核心的部分，后端接收到前端传过来的图像后，运用OpenCV中相关接口对图像进行各种处理，包括图像灰度化、图像平滑、图像二值化、图像校正、图像形态处理和图像白平衡等。用户最初上传的图像会受到环境光的反射和光源色温的影响，导致光斑与颜色失真。因此，需要将图像的颜色恢复到本质颜色。考虑利用试纸色块之间区域都是白色这一特点，计算该区域与白色的比例关系，其运用到整个图像，可以解决该问题。

图像特征提取是指定位T线和C线，分别计算其平均灰度值，进而根据固定公式求解特征值。

图像识别是通过回归得到拟合方程，再结合之前所得的特征值，将其代入方程求解，实现最终的浓度识别，并返回数值给前端客户。

手机读数系统具有如下特点：

（1）首先进入系统，若未登录则无法使用相关功能，点击各功能按钮就会提示并自动跳转到登录授权页面，用户授权后即可使用。确认登录后在用户个人信息页面可以查看已经获取的信息。用户可以通过下方编辑按钮进入编辑状态，即可修改个人数据。

（2）首页就是试纸图片裁剪上传通道，用户可选进入相册选择图片或者直接进入拍摄界面，选择完毕或者拍摄完成都会进入图片裁剪上传页面。其中，底图为待裁剪图片，表层红框为预定的裁剪区域，用户可以任意拖动缩放底图来将理想的裁剪区域放入红框中实现裁剪。页面下方设计了重拍按钮帮助用户快速重新进入拍照页面，关闭按钮帮助用户快速回到首页，旋转按钮帮助用户快速将底图实现90度的旋转操作，最右边的确认上传按钮直接可以上传图片，等待3秒后自动返回数值并在新的页面渲染出来。

（3）历史检测数据查询界面　用户通过列表可以查看每次检测的粗略信息，包括健康等级与测试历史等。用户可以通过点击每一行右侧的箭头进入当前数据的详细信息页面，用户也可以通过选择时间段来筛选历史数据。通过上方查看健康状况曲线按钮可进入图像展示模式，查看相关折线图与环状图。

影响读数结果的因素

无论是光谱读数还是手机读数系统，结果只能作为身体健康状态评估的参考，不能作为医学诊断的依据。影响测试结果准确性的因素很多，主要包括以下几个方面：

（1）拍摄环境的不确定　拍摄时的各种条件，如光线、距离和抖动等都会影响拍摄后图像的效果，从而影响测试的结果。

（2）读取检测试纸结果的时间窗口　将样品滴加到检测试纸后，读取试纸的时间点也会对检测结果产生一定的影响，最佳窗口是在滴加样品后的8~15分钟。

（3）检测试纸的质量　不同的原因，如试纸失效、操作不规范（如烟酒、运动或进食后立即测试）都会导致检测得到的数值偏离实际数值。

（4）不同手机的影响　不同的手机所用的摄像头的像素不同、同一型号的摄像头采用不同的成像算法和后处理算法都会导致生成的图像不尽相同，这些可能也会影响结果的准确性。

参考文献

[1] Abraham JE, Maranian MJ, Spiteri I, et al. Saliva samples
     are a viable alternative to blood samples as a source of
     DNA for high throughput genotyping[J]. BMC Med
     Genomics, 2012, 5: 19.

[2] Ai J, Smith B, Wong DT. Saliva ontology: An ontology-
     based framework for a Salivaomics Knowledge Base[J].
     BMC Bioinformatics, 2010, 11: 302.

[3] Ai JY, Smith B, Wong DT. Bioinformatics advances in
     saliva diagnostics[J]. Int J Oral Sci, 2012, 4(2): 85-87.

[4] Arif S, Qudsia S, Urooj S, et al.Blueprint of quartz crystal
     microbalance biosensor for early detection of breast cancer
     through salivary autoantibodies against ATP6AP1[J].
     Biosens Bioelectron, 2015, 15(65): 62-70.

[5] Chandra A, Agnihotri A, Gupta S. Oral squamous cell
     carcinoma & *p53*: An overview[M]. LAP LAMBERT
     Academic Publishing, 2013.

[6] Cova MAMN, Castagnola M, Messana I, et al. Salivary
     omics. Advances in salivary diagnostics[M]. Springer,
     2015.

[7] Cressatti M, Juwara L, Galindez JM, et al. Salivary
     microR-153 and microR-223 levels as potential diagnostic

biomarkers of idiopathic Parkinson' s disease[J]. Mov Disord, 2020, 35(3): 468-477.

[8]   Csermely P, Fejerdy P, Csermely P. Salivary genomics, transcriptomics and proteomics: The emerging concept of the oral ecosystem and their use in the early diagnosis of cancer and other diseases[J]. Curr Genomics, 2008, 9(1): 11-21.

[9]   Elashoff D, Zhou H, Reiss J, et al. Prevalidation of salivary biomarkers for oral cancer detection[J]. Cancer Epidemiol Biomarkers Prev, 2012, 21(4): 664-672.

[10] Hearn NL, Coleman AS, Ho V, et al. Comparing DNA methylation profiles in saliva and intestinal mucosa[J]. BMC Genomics, 2019, 20(1): 163.

[11] Huan T, Tran T, Zheng J, et al. Metabolomics analyses of saliva detect novel biomarkers of Alzheimer's disease[J]. J Alzheimers Dis, 2018, 65(4): 1401-1416.

[12] Humeau M, Vignolle-Vidoni A, Sicard F, et al. Salivary microRNA in pancreatic cancer patients[J]. PLoS One, 2015, 10(6): e0130996.

[13] Janket S, Meurman JH, Baird AE, et al. Salivary immunoglobulins and prevalent coronary artery disease[J]. J Dent Res, 2010, 89(4): 389-394.

[14] Kaczor-Urbanowicz KE, Martin Carreras-Presas C, Aro K, et al. Saliva diagnostics-Current views and directions[J]. Exp Biol Med (Maywood), 2017, 242(5): 459-472.

[15] Looi ML, Zakaria H, Osman J, et al. Quantity and quality assessment of DNA extracted from saliva and blood[J]. Clin Lab, 2012, 58(3-4): 307-12.

[16] Martini F, Nath J, Bartholomew EF, et al. Fundamentals of anatomy & physiology[M]. 10th Edition. Pearson, 2014.

[17] McGeer PL, Guo JP, Lee M, et al. Alzheimer's disease can be spared by nonsteroidal anti-inflammatory drugs[J]. J Alzheimers Dis, 2018, 62(3): 1219-1222.

[18] Nagata S, Hamada T, Yamada N, et al. Aberrant DNA methylation of tumor-related genes in oral rinse: A noninvasive method for detection of oral squamous cell carcinoma[J]. Cancer, 2012, 118(17): 4298-4308.

[19] Nagler R, Bahar G, Shpitzer T, et al. Concomitant analysis of salivary tumor markers-A new diagnostic tool for oral cancer[J]. Clin Cancer Res, 2006, 12(13): 3979-3984.

[20] Philibert RA, Zadorozhnyaya O, Beach SRH, et al. Comparison of the genotyping results using DNA obtained from blood and saliva[J]. Psychiatr Genet, 2008, 18(6): 275-281.

[21] Ridout KK, Ridout SJ, Guille C, et al. Physician-training stress and accelerated cellular aging[J]. Biol Psychiatry, 2019, pii: S0006-3223(19)31329-0.

[22] Rogers NL, Cole SA, Lan H, et al. New saliva DNA collection method compared to buccal cell collection techniques for epidemiological studies[J]. Am J Hum Biol, 2007, 19(3): 319-326.

[23] Stout SA, Lin J, Hernandez N, et al. Validation of minimally-invasive sample collection methods for measurement of telomere length[J]. Front Aging Neurosci, 2017, 9: 397.

[24] Sun Y, Liu S, Qiao Z, et al. Systematic comparison of exosomal proteomes from human saliva and serum for the detection of lung cancer[J]. Anal Chim Acta, 2017, 982: 84-95.

[25] Takane M, Sugano N, Iwasaki H, et al. New biomarker evidence of oxidative DNA damage in whole saliva from clinically healthy and periodontally diseased individuals[J]. J Periodontol, 2002, 73(5): 551-554.

[26] Taylor JJ, Preshaw PM. Gingival crevicular fluid and saliva[J]. Periodontol 2000, 2016, 70(1): 7-10.

[27] Thiede C, Prange-Krex G, Freiberg-Richter J, et al. Buccal swabs but not mouthwash samples can be used to obtain pretransplant DNA fingerprints from recipients of allogeneic bone marrow transplants[J]. Bone Marrow Transplant, 2000, 25(5): 575-577.

[28] Udayasuryan B, Ahmad RN, Nguyen TTD, et al. Fusobacterium nucleatum induces proliferation and migration in pancreatic cancer cells through host autocrine and paracrine signaling[J]. Sci Signal, 2022, 15(756): eabn4948.

[29] Wang Y, Springer S, Mulvey CL, et al. Detection of somatic mutations and HPV in the saliva and plasma of patients with head and neck squamous cell carcinomas[J]. Sci Transl

Med, 2015, 7(293): 293+104.

[30] Wei F, Lin CC, Joon A, et al. Noninvasive saliva-based EGFR gene mutation detection in patients with lung cancer[J]. Am J Respir Crit Care Med, 2014, 190(10): 1117-1126.

[31] Wong DT. Salivaomics[J]. J Am Dent Assoc. 2012, 143(10 Suppl): 19S-24S.

[32] Xie Z, Yin X, Gong B, et al. Salivary microRNAs show potential as a noninvasive biomarker for detecting resectable pancreatic cancer[J]. Cancer Prev Res (Phila), 2015, 8(2): 165-173.

[33] Zhang L, Farrell JJ, Zhou H, et al. Salivary transcriptomic biomarkers for detection of resectable pancreatic cancer[J]. Gastroenterology, 2010, 138(3): 949-957.

[34] Zhou C, Cai Z, Jin B, et al. Saliva-based detection of SARS-CoV-2: A bibliometric analysis of global research[J]. Mol Cell Biochem, 2023, 13: 1-17.

[35] 阿纳普·辛格. 2030年：通过唾液自动诊断疾病[J]. 科技新时代，2006，7：39.

[36] 程兴群，邓盟，徐欣，等. 唾液和唾液组学与疾病早期诊断[J]. 国际口腔医学杂志，2014，41（2）：213-219.

[37] 程兴群，周学东，徐欣. 唾液的诊断应用研究[J]. 华西口腔医学杂志，2016，34（6）：647-653.

[38] 金丹. 口腔溃疡患者唾液溶菌酶水平的研究[J]. 湖北中医学院学报，2009，11（2）：26-27.

[39] 金志刚，党永芳，张梦，等. 阿尔兹海默症口腔病原体感染假说的研究进展[J]. 浙江师范大学学报（自然科学版），2021，44（3）：302-310.

[40] 李寒. 颞下颌关节紊乱病患者心理因素与唾液sIgA的相关关系研究[D]. 天津：天津医科大学，2013.

[41] 李晶晶，于洋，吕勇强，等. 基于手机的唾液葡萄糖无线检测技术研究[J]. 中国医疗器械杂志，2011，35（5）：317-323.

[42] 李琳，杜佳，凌智，等. 唾液检测在心血管疾病诊疗中的应用[J]. 湖南中医药大学学报，2018，38（5）：593-595.

[43] 李倩，张平，陈娇，等. 唾液组学在口腔癌诊断中的应用[J]. 国际口腔医学杂志，2018，45（6）：710-715.

[44] 李幸乐，黄学勇，孙建伟，等. 一例狂犬病病例的实验室诊断及其启示[J]. 疾病监测，2014，29（3）：186-190.

[45] 刘欢. 国内首个艾滋病唾液检测试剂上市[J]. 中国医药科学，2011，1（12）：7-8.

[46] 罗碧强. 鼻咽癌患者唾液中EB病毒特异性抗体检测[D]. 福州：福建医科大学，2012.

[47] 苏鹭芬，陈燕美，蔡优生，等. 唾液α-突触核蛋白和DJ-1蛋白水平对帕金森病的诊断价值[J]. 中国神经精神疾病杂志，2018，44（1）：1-5.

[48] 孙岩，程磊，彭显. 唾液外泌体与口腔疾病相关研究进展[J]. 口腔疾病防治，2022，30（4）：300-304.

[49] 王秉权. 慢性咽炎常见证型与血清Zn及唾液sIgA相关性探析[J]. 中医研究，2010，23（12）：41-44.

[50] 王晓龙. 唾液相关检查技术用于老年口腔疾病的诊断进展[J]. 中国实验诊断学，2021，25（11）：1731-1733.

[51] 吴晓霞. 儿童唾液分泌型免疫球蛋白A、过氧化物酶和龋病关系的研究[D]. 沈阳：中国医科大学，2002.

[52] 徐月桦，叶娟，胡镜清，等. 唾液免疫球蛋白与疾病[J]. 中国免疫学杂志，2015，31：1120-1123.

[53] 杨利楠. 唾液作为生物标记物在口腔疾病中的应用[J]. 海南医学，2021，32（11）：1468-1471.

[54] 余舒星，邹静，李雨庆. 基于唾液检测病毒感染性生物标志物的研究进展[J]. 国际口腔医学杂志，2022，49（2）：189-196.

[55] 张素欣，李丹，陈中，等. 复发性口腔溃疡患者唾液中TNF-α及IL-6含量及临床意义[J]. 河北医科大学学报，2016，37（11）：1285-1288.